中药药理学

吴雄志　著

北方联合出版传媒（集团）股份有限公司

辽宁科学技术出版社

图书在版编目（CIP）数据

中药药理学 / 吴雄志著 . — 沈阳 : 辽宁科学技术出版社 , 2024.3（2025.5 重印）
ISBN 978-7-5591-3265-9

Ⅰ . ① 中… Ⅱ . ① 吴… Ⅲ . ① 中药学－药理学
Ⅳ . ① R285

中国国家版本馆 CIP 数据核字（2023）第 198683 号

出版发行：辽宁科学技术出版社
（地址：沈阳市和平区十一纬路 25 号 邮编：110003）
印　刷　者：辽宁新华印务有限公司
经　销　者：各地新华书店
幅面尺寸：145mm×210mm
印　　张：6.5
插　　页：6
字　　数：270 千字
出版时间：2024 年 3 月第 1 版
印刷时间：2025 年 5 月第 2 次印刷
责任编辑：丁　一
封面设计：王艺晓
封面制作：刘冰宇
责任校对：赵淑新　刘　庶
书　　号：ISBN 978-7-5591-3265-9
定　　价：78.00 元

编辑电话：024-23284363　15998252182
邮购热线：024-23284502
E-mail：191811768@qq.com

序

　　医之道，无非理法方药。理有生理、病理、药理也。药理者，古有法象药理，今有现代药理。论其要，无非相似之药求其异，相异之药求其同也。进而论之，一病有一方，一方有一药，专病专药是也。专药不可得，则良药相须为用，方剂是也。

　　是书论古今药理，实有中体西用之意。盖医者当以中学为体，西学为用，兼容并蓄，融会贯通，临证切不可照猫画虎，拘泥于现代研究而忘却中医之本也。盖中西医学有同有异，并非一一对应。医无中西者，高人也。凡夫当小心求证，不至迷失。

云阳子

癸卯年仲夏于海天阁镜心斋

目　录

第一章 概 论

　　本书旨在讲述中药学知识，主要是比较不同中药的相同点和不同点，找出中药之间的共性和个性，帮助大家更深刻地认识中药。

　　要想深刻地理解中药，首先要看到中医学是怎样认识中药以及中药药理的。中医学对中药的认识可以分为理、气、象、数四法。中华文化从《易经》开始就分为理、气、象、数四大流派，落实到中药里面，也有理、气、象、数。

　　"理"就是去分析中药的功效。例如理气活血、益气养阴、清热燥湿，都属于中药的功效。传统中医对于中药药理的分析是在中医理论指导下的临床经验与法象类比的总结，从而形成了中药的功效。传统中医对中药的认识一定要有中医理论的指导。如果没有中医理论中的阴阳五行、气血精津液、脏腑经络理论的指导，随便弄根草，去分析它的药理，不能叫作"中药"，只能称之为"天然药"。中药是有中医理论指导的，是在中医理论指导下的临床经验中总结出来的。过去没有中药学的实验研究，历代本草除了沿用前代的论述外，就是作者对药物功效的总结，比如沿用《神农本草经》和《名医别录》的论述，在重复前人本草知识的基础上，加以阐释和发挥。

　　"气"的问题主要是中药的药性理论，药性理论体现在四气、五味、升降浮沉和归经。

　　（1）四气其实就是讲中药的药效。寒、热、温、凉是以药物对人体的兴奋性改变为特征。如果一个药物导致人体兴奋性增加，它就是温药、热药；如果一个药物导致人体兴奋性降低，它就是寒药、凉药。阳虚的人表现为兴奋性降低；阳气旺盛的人精神抖擞，兴奋性比较高。药物的寒热温凉其实体现的是药物对人体兴奋性的改变是抑制的还是促进的。药物的热和温、寒和凉只是程度不同而已。

　　（2）五味主要指药物的有效成分。五味包括辛、甘、酸、苦、咸。人的舌上分布有味蕾，吃进去的化合物溶解在唾液中刺激味蕾，形成味觉。所以五味主要是由不同的有效成分刺激味蕾形成的。大部分是根据药物的有效成分来决定的，还有一小部分是根据功效来反推出的"五味"，属于自圆其说。比如一个药其实没有这个味道，但却有这个功效，中医就说它有这个味道。比如辛味药物主要含挥发油，这些有效成分刺激舌上的味蕾形成辛味，辛味药物有温散的功能，有解表、宣通的功能，这些都是挥发油的功能；甘味药物主要含多糖、淀粉、氨基酸，能促进人体的代谢，具有补虚的作用；再比如乌梅味酸，能刺激胆汁分泌，发挥疏肝利胆的作用。大部分药物的"味"确实是根据有效成分尝出来的，可以重复。有一部分是根据功效反推的，例如口尝没有甘味的药物，因为具有补虚的功效，就赋予它"甘味"。

（3）升、降、浮、沉其实是药物的作用趋势，作用于人体上半身是升，作用于下半身是降，作用于身体外的是浮，作用于身体内的是沉。例如桔梗含桔梗皂苷，随着药量的增加会引起恶心，而且会引起人体排痰增多，所以它的药物作用是"升"，所以我们说桔梗是升药。升麻含生物碱，大剂量升麻引起阳强（生殖器勃起），还会引起恶心，所以我们说升麻是升散药。

（4）药物的归经主要是指药物的组织靶向性。药物作用在哪些组织器官，我们就认为它归哪条经。我们利用归经理论做西医研究也是很有意思的，根据不同西药作用的组织器官靶向性不同，依据归经理论来进行研究，推测它的归经。

"气"之后有"象"——用药法象。用药法象理论在金元时期得到丰富和完善，代表人物是李东垣。法象类比是中医的思维。之所以要强调法象类比，是因为中医有中医传统的思维，取类比象就是中医思维方式之一。传统中医把药物的性状、生长环境、生长时间与大自然、人体去类比，从而找出它的功效。比如，我们用药物的树皮治皮肤病，人有皮，树也有皮，以皮（树皮）可以治皮（皮肤病），这就是法象类比。在古代，除了中医思维和临床经验，中医没有更多的科学证实办法，不能像现代科学一样去分离、重化，去做细胞、动物实验研究，从而证实中药的药理活性，所以古代中医只是在临床经验和法象类比的基础上总结出中药的传统药理。当然，首先是中医理论的指导，然后是临床经验，然后是法象类比。但是临床经验的总结是否一定就是对的，药物的法象类比是否一定就是正确的，这需要我们去思考。

在历史长河中，很多药物功效逐步被人为赋予，我们对中药的使用往往是最常用的功效，也往往是最不明显的功效。要真正去深刻揭示中药的药理，仅仅依赖于临床经验是不够的，所以我们要有现代药理。依据现代药理，我们可以根据植物的种属关系与有效成分来判断药物的疗效。比如当植物的种属关系越近时，它们的生长习性和代谢通路越相似，将表现为越近似的特征。比如人的种属关系，黄种人跟白种人有大体相同的特征，这就是由人种决定的。在黄种人里，种属关系就更近了。种属关系决定了种属的远近，决定了植物药理作用。种属越近的植物往往含有相似的代谢通路。中药的有效成分都是代谢次生物。代谢次生物就是植物在代谢过程中产生的化合物。植物也有气化，也要生、长、化、收、藏，也要生、长、壮、老、已。它在新陈代谢过程中产生了很多化合物，这些化合物就是药物的有效成分，被我们提取应用。所以种属关系越近的植物，越含有相近的成分，就越具有相似或相同的药理活性，这就表现为它们的共性。不过这些相近种属的植物毕竟不是同一个植物，所以它们还含有不同的化学成分，含有不同的药理活性，这就表现为它们的个性，这就是中药的共性与个性，所以我们要做现代药理研究。现代药理研究主要是根据植物的种属关系和有效成分来更好地分析药物的作用特点。根据植物的种属关系、有效成分得出的药理和中医临床经验与法象类比得出来的药理，二者可以相互印证，从而给我们更多的提示。

至于"数"，在这里不讲，它不属于世间法。张仲景在《伤寒杂病论》中也讲"数"，比如王不留行散的三月三去采桑白皮、七月七去采蒴藋细叶，桑白皮要用东南方的，这些都是"数"的范畴。理、气、象、数，我跟大家强调的是从理到气、从气到象、从象到数。

本书主要讲五部分内容：第一部分讲法象药理，端正大家的传统思维；第二部分讲药理求同，学习中药在现代药理中的共性；第三部分讲药理求异，学习经过药理研究后那些具有共性的中药还具有什么个性；第四部分讲现代药理；第五部分讲用药法各论（彩图部分）。这样大家在处方用药时，就会简单明了。

第二章　法象药理

第一节　取类比象

一、取类比象的本质

取类比象是中医思维中非常重要的一种思维方法。中医受到天人相应观的影响，认为人体的生理活动与外界变化密切相关。事实上自然界的运动变化规律与人体的生理活动规律存在着密切的关系，比如地球的耗散结构理论就体现了人体与外界密切相关。由此中医发展出特殊的"取类比象"思维。"取类"即分类，是根据事物的相同点与不同点把事物分成不同的类别，它是一种逻辑思维的方法。"比象"即比较，用于区分事物的相同点和不同点，也是一种逻辑思维的方法。把这两种方法合起来，叫作取类比象，本质是类比推理。

类比是根据两个事物或两个对象在某些属性上相同，进而推断它们在另外的属性上也相同。比如，我们发现A有a、b、c、d四个特点，而B有a、b、c三个特点，因此推导出B可能也有d这个特点。举个最简单的取类比象的例子：有两个人，一个是张三，一个是李四。张三有鼻子，李四也有鼻子；张三有耳朵，李四也有耳朵；张三有嘴巴，李四也有嘴巴；同时张三还有眼睛，虽然我不知道李四有没有眼睛，通过取类比象来类比，我们就认为李四也有眼睛。这个推理是对的，因为张三和李四的内在共同点是：他们都是人，人都有眼睛。所以虽然没有看到李四有没有眼睛，但根据张三有眼睛，能推出李四有眼睛，这就是一个类比。可见类比推理是很重要的一种认识方法。

"类比"说明如果两个事物在一系列上的属性相同或相似，那么在另一些属性上也可能相同或者相似。但是这个结论不一定可靠。可靠与否主要是看这两个事物所有的共同属性与类比属性之间是否存在必然的联系。比如，张三和李四的共同属性是二者都有鼻子、耳朵、嘴巴，而类比的属性是眼睛，张三有眼睛，李四也有眼睛，必然的联系是张三、李四都是人，人就有眼睛。

再给大家讲一个错误的类比，因为类比的结论是或然性的，可能是真的，也可能是假的。虽然它们在一系列属性上相同，但是在另外一些属性上可能就有差异。正是因为这些差异使得A是A，B是B。再举个例子：张三有鼻子，李四有鼻子；张三有嘴巴，李四有嘴巴；张三有耳朵，李四有耳朵；张三有喉结，李四没有。因为张三是男的，李四是女的，这就是张三和李四的差异。不是说张三有的东西，李四就一定得有。如果张三有的东西李四一定得有，那么二者就是同一个事物。

取类比象是中医理论体系构建的一种重大的思维方法，即类比思维方法。虽然它可以通过提供广泛的思考线索来构建一个体系，但是它的结果是或然性的，可能对，也可能错。

中医理论中常需要取类比象。比如藏象学说，内脏外象，通过外面的象去推测里面的脏，这个象类比于自然界，得出金、木、水、火、土五行；比如审证求因，我们通过患者不同的证表现出的症状，跟自然界类比去推断他的病因，得出风、寒、暑、热、湿、燥、火；比如用药法象，金元时期李东垣一派形成的用药法象是通过药物与自然环境进行类比，得出药物的药性；比如天人合一思想解释人体生命规律、生物节律时，把人体跟自然界类比，提出天人合一、天人互参的观点。

可见中医在生理、病理、用药上都采取了取类比象的方法。但是要注意利用取类比象的方法可能会得出错误的结论。思维包括逻辑思维、形象思维和灵感思维。画画就是形象思维，创作需要灵感思维，而逻辑思维依赖于概念、判断与推理。推理包含演绎推理、归纳推理和类比推理。只有演绎推理得出来的结论是准确的。因为演绎推理的原理是由一般性的前提到个别性的前提，数学、物理、化学用的都是演绎推理这种科学推理的方法。而归纳和类比从逻辑学上看，二者都有可能出现问题。

二、取类比象的优缺点

举个简单的例子，金元时期的法象药理在解释活血化瘀时说"色红入血"。

推理一：

大前提："红色的药物入血分。"

小前提："丹参是红色的药物。"

结论："所以丹参入血。"

推理二：

大前提："血液是红色的。"

小前提："药物是红色的。"

结论："所以红色的药物治疗血分疾病。"

因为红色的药物入血分，丹参是红色的药物，所以丹参入血。大前提是"红色的药物入血分"，小前提是"丹参是红色的药物"，结论是"所以丹参入血"。这个推理表面上看起来很符合逻辑，实际上大前提存在严重的逻辑问题。大前提又是这样推来的："血液是红色的""药物是红色的""所以红色的药物治疗血分疾病"。这个推理出现了重大的逻辑问题。药物治疗血分疾病并非是因为药物与血液的颜色相同，还有很多红色的药物不入血分，还有很多入血分的药物不是红色的。再比如既然色红入血，那红色墨水可以吗？自然界红的东西非常多，并非都入血分。所以这个大前提在逻辑学上有重大问题，这是中医思维中一个重大弊端，认为只要说得通的就被认为是科学的，所以中医界常出现张三说一套、李四说一套，只要能解释得通，就被认为是科学的。

取类比象更重要的一个缺点是难以发现事物的本质特征。因为它使得中医往往对许多问题的解释仅满足于对现象的解释，而很难去发现现象背后的规律，它是用一种现象解释另一种现象。比如法象药理的"色红入血"，它对活血化瘀药物机制的解释停留在用药的颜色来解释药物的功效上，把上面"色红入血"的两个推理结合起来得出第三个推理，就很容易发现法象药理对丹参入血分的解释仅停留在丹参具有红色外观上，它完全是在以一种现象来解释另外一种现象。

比如中医对舌苔与胃气的关系的解释。中医讲舌苔与胃气的关系是"苔如地上之微草，由胃气所生。"把舌头比喻为地，舌苔就像地上的草一样，是胃气所生。如果有胃气的话，舌苔也就像小草一样长在舌头上面，所以舌苔是胃气所生。下面来讲述其推理过程。

推理一：

大前提："土是滋生万物（指生物体）的源泉。"

小前提："小草长在地面上。"

结论："小草是土所滋生的。"

推理二：

大前提："舌苔就像长在地面上的小草。"

小前提："脾胃属土。"

结论："舌苔是胃气所滋生的。"

它虽然能说明舌苔是胃气所生的，但是它没有给出信服的证据，没有说明胃气如何滋生舌苔。其本质上是一种现象解释另外一种现象，最终的结果就是知其然，而不知其所以然。这就是中医的特点。继续问下去，为什么舌苔就一定由胃气所生？既然中医有"舌为心之窍"之说，舌苔长在舌面上，为何不说舌苔是心所滋生？中医很难做出完美的回答。这是因为中医习惯了取类比象的思维，很少有人去深入研究现象背后的深刻规律。这是取类比象的第一个缺点。

取类比象的第二个缺点是其结果存在或然性，不一定正确。例如，卵巢癌患者多阳虚，它跟自然界的寒气有关系，即所谓的内外感召。按照取类比象推理，卵巢癌发病应该跟季节有关系。实际上研究出来的结果是它发病跟季节没有关系，卵巢癌的复发才跟季节有关系。可见通过取类比象推测的结论存在或然性。卵巢癌的发病没有季节特异性，一年四季都可以发病，但是它的复发有季节特异性，与预后有关。所以用这种方法得出的结论是或然的，不是百分之百正确的，要通过研究去证实它，它不一定完全正确，统计学上它正确的概率可以是51%~99%，仅是因为用了类比的方法而容易得出正确的结论。

中医习惯把通过取类比象、通过类比得出的可能正确的结论，当成理所当然的科学结论，而不经过进一步的临床或基础的证实。所以导致中医用现象去解释现象，而很少去研究背后的深刻规律。

东方思维的特点是注重形象思维和灵感思维。西方思维特点是注重科学思维。灵感思维靠的是联想，本质上是把不相关的东西关联起来，联想最好的手段之一就是取类比象，把两个事物进行关联，这也是把形象思维和灵感思维有机结合起来。但是得到的结果要用科学思维去证实它，这就要把三种思维有机结合在一起。

从事中医现代化研究的人员常被认为没有中医思维，认为他们的研究结果是西医的东西。但是究竟什么是中医思维、中医思维的优点以及缺点是什么，大家需要深刻思考。

第二节 同气相求

同气相求是中医一个重要的思想，反映到治疗上通常有两个方法：①以皮治皮。②以脏补脏。此属用药法象，李东垣对此研究很多。以皮治皮，比如用肉桂、厚朴治疗皮肤疾病、皮肤肿瘤等，可促进皮肤疮疡愈合，阿胶可治疗大细胞性贫血导致的舌上黏膜炎。以脏补脏，比如有人用动物的肾脏炖杜仲治疗肾脏疾病，让患者吃肝脏炖服枸杞子补肝明目等。

同气相求的机制有以下几个：第一，补充治疗。虽然物种不同，相同的脏器往往含有相同的代谢通路，产生相同的产物。比如睾丸，不论是狗的睾丸、羊的睾丸还是人的睾丸，都能合成雄激素；再如卵巢，雪蛤的生殖系统中所含的雌激素和人类卵巢中所含的雌激素高度同源。在物种进化的时候，有些次生物比如性激素是高度保守的，这就导致了不同物种的同一脏器含有相同的化学成分。所以可以用羊的生殖器（羊鞭）来补充人的性激素；再如肝脏储存维生素A，所以可以多吃猪的肝脏治疗夜盲；还有用动物的鞭、肾泡酒喝来补充激素。这实际上是一种补充治疗。

第二，诱导免疫耐受。比如很多肾病是自身免疫病，让肾病患者用动物的肾脏炖杜仲，然后吃动物的肾脏。动物肾脏里含有和人的肾脏相似的蛋白成分，虽然经过煎煮的动物肾脏蛋白已经变性，没有了生理活性，但是其中一部分蛋白质或肽在消化道被吸收后可以诱导免疫耐受。消化道吸收的蛋白质是可以引起免疫耐受的，也容易诱导免疫耐受。如果消化道吸收的蛋白质不诱导免疫耐受的话，人类食物中含有的很多蛋白质，只要稍微消化不好、没有被充分消化，那么它被人体吸收后就容易导致过敏。所以很多人的过敏可以从脾胃去治。再如蜈蚣（百足虫）就经常被用来治疗风湿性疾病，原因之一就是诱导免疫耐受。利用口服动物关节来诱导机体对自身的关节发生免疫耐受，这些方法中医很早就使用了。再如用猪的胰腺治疗糖尿病，虽然其中含有胰岛素，但是由于口服后它会降解，以及煮熟以后它会变性，口服猪胰腺本身并不具备降血糖的作用，但是它可以诱导机体对胰岛素的耐受，从而治疗胰岛素抵抗的糖尿病，即体内有胰岛素抗体的糖尿病。张锡纯就用此法，它可以使得机体正邪不争，诱导免疫耐受，这就可以治疗很多免疫系统参与的疾病。因为越来越多的研究提示大量的疾病和免疫系统有关系。这是第二个机制。其他机制尚不明确，有待研究。

但是中医的以脏补脏也闹过笑话。在四川曾经有一个老中医用以肝补肝的方法，让一个肝硬化患者用猪肝泡酒喝，随后患者发生暴发性肝衰竭，送到一家西医院进行抢救，最后死亡。因为肝硬化患者是不能饮酒的，酒精加重肝损害，诱导暴发性肝衰竭。而这位老中医告诉患者用猪肝来泡酒，每天喝二两，以脏补脏。那个老中医选择猪肝泡酒其实是因为酒能活血，针对肝硬化导致的瘀血，然后再用肝脏补肝，似乎是攻补皆施，但是却引起暴发性肝衰竭。所以要正确地看待中医的学术思想，中医有很多理论是通过想象得来的，或者是纯粹理论上的推理，应用到治疗上有时会出现问题。

第三节　以皮治皮

一、阿胶

这也是一个取类比象的例子。《伤寒论》云："少阴之为病，脉微细，但欲寐也。"少阴热化证是黄连阿胶汤证，"心中烦，不得卧"。阿胶有一个很重要的禁忌证，舌苔厚腻的人慎用阿胶，因为阿胶影响脾胃的消化功能。它特别适合于舌苔薄或者花剥苔的血虚患者，原因是阿胶是用驴皮熬制的，以皮治皮，舌上黏膜脱落了，那就用驴皮（阿胶）来治疗。这就是取类比象的思维，所以阿胶用来治疗苔少或者苔薄的患者。在肿瘤科常见的大细胞性贫血是由于叶酸、维生素B_{12}缺乏引起舌上黏膜脱落，导致舌炎，从而表现为舌苔少或者苔薄。同时大细胞性贫血影响患者的神经系统，患者会出现睡眠障碍，所以出现"少阴之为病，脉微细，但欲寐也"。因此阿胶尤其适合在肿瘤科治疗大细胞性贫血。我经常跟学生讲："你一看化验单，知道是大细胞性贫血，就可以用阿胶。除非患者刚刚打完化疗，恶心呕吐，舌苔厚腻，可以先不用，但是平时就可以使用阿胶。"这就是中医的取类比象思维，以皮治皮，用驴皮治疗舌上的皮——黏膜的脱落。但是取类比象是从现象到现象，没有揭示背后深刻的规律。它背后深刻的规律是大细胞性贫血，是由于叶酸、维生素B_{12}缺乏导致的舌炎。

二、厚朴

《金匮要略》云："病金疮，王不留行散主之。"（《金匮要略·疮痈肠痈浸淫病篇》）方中用甘草、黄芩、干姜，与甘草泻心汤相同，金疮在肌表，用厚朴以皮治皮。蚀在咽喉用半夏，在咽喉用半夏的原因是，"少阴病，咽中伤，生疮，不能语言，声不出者，苦酒汤主之"。半夏能治疗疮疡。王不留行散能治疗金疮，大家觉得很难理解。其实王不留行散用甘草、黄芩、干姜，就是甘草泻心汤的架子。金疮在肌表加厚朴，因为厚朴以皮治皮，而甘草泻心汤蚀在咽喉加半夏。林亿说甘草泻心汤应该有人参，我认为林亿的说法未必对。甘草泻心汤既然是治疗溃疡、狐惑病，那是在里、在咽喉，用半夏。金疮在表，以皮治皮就用厚朴，不外乎把阳明的半夏换成了厚朴。以皮治皮用厚朴是因为要健脾胃才能长肌肉。所以王不留行散就是一个甘草泻心汤的架子加厚朴、王不留行，就可以治刀枪剑伤。

三、黄柏

大病瘥后，阳明腑气里结者，用枳实栀子豉汤，就是说用了栀子豉汤还有腑气不通的，加枳实；如果是便秘再加大黄，这就是栀子大黄汤，就是栀子豉汤加大黄再加枳实。枳实栀子豉汤是加了枳实，如果说是进一步兼有腑实证再加大黄，就是栀子大黄汤证。对于黄疸病，如果患者没有大便秘结，用栀子柏皮汤。栀子抗炎退黄，黄柏以皮治皮，甘草是一种有抗炎作用的中药，有拟皮质激素样作用。黄疸患者便秘的用茵陈蒿汤，不便秘的用栀子柏皮汤，湿重的用茵陈五苓散。之所以选五苓散，是因为五苓散治膀胱蓄水。太阳为寒水之经，湿重的人太阳腑气寒水不化，用茵陈促进胆红素的代谢，用五苓散利尿，促进胆红素从小便排泄，胆红素就是从大便和小便排泄的。治疗黄疸还有一个办法就是以土盖火，有时单味甘草就能退黄疸。注意张仲景的用药思路，他用茵陈蒿汤和茵陈五苓散有非常明确的目的。

四、肉桂

阳和汤证是少阴病，但却要用姜炭，其原因是临床上阳和汤证很多人都表现为舌淡、边有齿痕，三阴是递进关系，所以阳和汤要用姜炭来温太阴，把太阴和少阴结合起来。

为什么用姜炭配肉桂而不配附子，有两个原因。第一，太少两感证的很多疾病都长在皮下，比如皮下肿瘤、乳腺增生、乳腺纤维瘤。王洪绪设计阳和汤这个处方是用来治疗乳腺增生、乳腺纤维瘤或是瘰疬，包括颈部淋巴结的肿大或全身淋巴结的肿大，肉桂能以皮治皮。第二，肉桂能入任脉，有通经的作用，它通经的作用比附子强。因为太少两感证的很多人月经量少、月经后期，所以阳和汤用姜炭配肉桂、甘草，没有用姜炭配附子。处方中还有炙甘草，就成了四逆汤去附子加肉桂，来增强它治疗皮下疾病的疗效，或者增强它的通经作用，治疗月经后期、量少。王洪绪是把太阴和少阴结合起来了。

第四节 气升水布

关于气升水布，我们来看张锡纯治疗消渴（糖尿病）的办法。他常用的几个药物是山药、黄芪、知母或黄连。他认为消渴就像自然界天干地燥一样。因为缺水，首先要用山药补水，还可以加生地、熟地补水；但要进一步解决消渴的问题，水化为气用黄芪，如同夏天的太阳蒸腾地表的水液；之后气升则水布，到了上焦，再来一点知母或黄连，如同夏天的水蒸气受冷空气的作用转化为甘露，如倾盆大雨而下。这样就解决了消渴。张锡纯是在取类比象，夏天炎热干燥，植物快要枯死，往田里灌水——山药；水灌完之后又被蒸发——黄芪；气升水布到了天上形成云，受到冷空气——知母或黄连的刺激，又化为倾盆大雨，所谓久旱逢甘露，就解决了大地的干旱。夏季大地的干旱，类比在人身上就是消渴，实际上这是一个取类比象的过程，不过是在跟自然界类比。取类比象如果是跟自然界相类比，叫作天人互参；物与物之间的比较就属于传统取类比象的范畴。发展到了金元，李东垣提出用药法象。到了张锡纯这里，他用取类比象的方法治疗消渴（糖尿病）。注意消渴不仅是糖尿病，这里也不一定要完全把它们对应起来。从这里大家就可以看到中医学术思想的传承，所以我们要讲医学一统。

第五节 苔如微草

苔如地上之微草，由胃气所生，根据这个类比，我自创了验方枇杷养胃饮，用枇杷叶、生甘草、生麦芽、生谷芽、竹茹、芦根、白茅根、通草、淡竹叶、茵陈，治疗各种口腔溃疡，尤其是放化疗导致的口腔溃疡，效果非常好，基本可以不辨证。心火加黄连，热毒加蜈蚣（多放疗可见），肝火加黄芩、郁金，湿重加薏苡仁、藿香叶、佩兰，偏热加薄荷，微寒加苏叶。不加减也有效。这个处方就是根据取类比象来的。既然苔如地上之微草，那就用树的嫩叶、嫩芽、嫩枝、嫩根，植物的胚芽来治疗。芦根、茅根是植物的嫩根，枇杷叶、淡竹叶是植物的嫩叶，生谷芽、生麦芽是植物的胚芽。枇杷养胃饮的煎煮方法是三沸即止，不可久煎。这是一个治标的方，溃疡愈合了再治本。

我们曾经有个头颈部肿瘤患者，放疗以后完全不能进食，喝汤都很困难。他只要一接受放疗，口腔里完全溃烂。因为他不能吃东西，放疗也进展不下去。最后用枇杷养胃饮给患者服用大概3天，患者就开始进食了。这就是我根据取类比象的原理自创的处方。但还是要指出，取类比象是有缺点的，大家要去思考。

第六节　以脏补脏

一、鸡子黄与雀卵

黄连阿胶汤是个清热又养阴的方。如果找不到鸡子黄，就用生地。黄连阿胶汤又叫朱雀汤，来自《黄帝内经》的四乌贼骨一藘茹丸。四乌贼骨一藘茹丸用的是雀卵，张仲景用的是鸡子黄。雀卵和鸡子黄的区别是一个温阳，一个养阴。《黄帝内经》的四乌贼骨一藘茹丸要用雀卵，是因为它要治的是肝硬化，肝硬化的人有雌激素灭活障碍，所以要用温阳的药来增强雄激素和孕激素，拮抗雌激素。四乌贼骨一藘茹丸原文说患者唾血，即牙龈出血，牙龈出血是肝硬化导致血小板降低了；时不时地大便出血，即消化道出血；一进屋就闻得到患者身上臭，即肝臭。这些是典型的肝衰竭的表现。所以茜草针对肝硬化凝血障碍，雀卵针对雌激素灭活障碍。

但到了张仲景这里，他的黄连阿胶汤用鸡子黄。原因是鸡子黄主要含胆固醇，胆固醇合成雌激素，雌激素水平低的人就烦躁、潮热，雌激素有中枢抑制作用，西医讲它能抑制神经系统的兴奋性。雌激素水平低的人潮热、气往上奔（奔豚）、出汗、烦躁，发作欲死，我们用一个鸡蛋把阳气潜降下去。实际上用鸡子黄主要是由于它含胆固醇，能合成雌激素，抑制神经系统的兴奋性。而肝硬化的患者雌激素灭活障碍，所以四乌贼骨一藘茹丸不用鸡子黄，用的是雀卵，雀卵是一个温阳的药。

从《黄帝内经》的四乌贼骨一藘茹丸用雀卵，到张仲景的黄连阿胶汤用鸡子黄，虽然是一个小小的变化，但背后是有原因的。心与肾主要就是寒与热、阴与阳。小小的一个"蛋"的变化，就体现了这个特点。

二、鸡内金

鸡内金是鸡胃（砂囊）的那一层黏膜。把鸡胃剖开，可以撕下砂囊那一层金黄色或白色的鸡内金。鸡内金有黄和白两种不同的颜色，黄色的效果好。根据取类比象的原理，鸡胃（砂囊）里面的那一层能治疗胃病，我们治疗胃癌就经常用它，就是"以胃治胃"。大家知道鸡吃食物以后要吃石头，石头在胃里面磨，帮助消化食物。所以鸡内金又可以用来治疗各种结石，例如泌尿系结石、肝胆结石等。鸡内金在一定程度上可以化石。

第七节 以浊化浊

一、五灵脂、蚕沙

有的结直肠癌患者的舌苔很厚腻，用各种方法治疗这种厚腻苔都不见消退，这种结直肠癌患者常复发转移，预后差。后来我们实验室就研究它的机制，研究出了很多东西。我也在思考中医应该怎么解决这个问题。阳明大肠病变，舌苔厚腻，患者也往往伴有口臭，大便不好。阳明大肠里装的都是大便，那就用一些粪便类的药物去治，所以选蚕沙、五灵脂这些药物。《温病条辨》下焦篇的宣清导浊汤就是类似的处方。这样我们就对这个疾病找到了中医的理论，而且找到了中医的处方。以前我读《温病条辨》读不懂，背也白背。经过现在的思考，一下子明白了，原来吴鞠通的宣清导浊汤在说这件事。用粪便类的药物治疗大肠疾病效果很好，这也是取类比象的思维。

二、鸡屎、皂荚

在《黄帝内经》十三方中有一个鸡屎醴散，能除胀。鸡屎醴散是《黄帝内经》的处方。下面来看一下它是怎么传承的。

其实张仲景的《伤寒杂病论》（包含《金匮要略》）也有传承，"转筋之为病，其人臂脚直，脉上下行，微弦，转筋入腹者，鸡屎白散主之"。张仲景治疗转筋之为病，用的是鸡屎白，就是鸡屎。

到了王孟英就不用鸡屎，他用蚕屎，也就是蚕沙。僵蚕入厥阴经，济生乌梅丸方就有僵蚕。僵蚕入厥阴经能息风，所以蚕沙又可以治转筋。王孟英的蚕矢汤就用蚕沙。其实蚕矢汤不光治霍乱吐泻转筋，也可以治疗不大便。如果是湿热积滞下焦导致大便不通，用其他方法大便下不来，就用宣清导浊汤。宣清导浊汤主要就是用蚕沙和皂荚、寒水石这些药，因为湿闭下焦导致大便出不来，这种便秘用宣清导浊汤。关于皂荚，农村人都知道大便出不来，用皂荚水去导大便，那是外治法。皂荚化痰通便，可以内服，宣清导浊汤就用皂荚。

我们用失笑散，用的是五灵脂，它是寒号鸟的大便，也能化浊。以浊化浊属于取类比象，五灵脂配上蒲黄活血利尿，治疗血不利而为水的水肿，表现为腹胀、苔腻。

这是一个很小的知识点，大家可以看到它是怎样从《黄帝内经》到《伤寒论》，又怎样从《伤寒论》到王孟英的《霍乱论》以及吴鞠通的《温病条辨》，再到我们对失笑散的使用。大家会看到古今一统、理本一贯。

第三章　药理求同

第一节　清热利湿

一、禾本科

谷、麦包括小麦、大麦、水稻都是禾本科植物，禾本科植物和木本植物不一样。禾本科植物（包括小麦、大麦以及谷芽、麦芽等）有一个共同的特点，大多数的禾本科植物具有清热、利尿、抗病毒的作用。

1.薏苡仁

薏苡仁是一种杂粮，是禾本科植物结的种子。薏苡仁含有薏苡仁素、薏苡仁内酯，具有清热、利尿、抗病毒、抗肿瘤的作用。三仁汤就用薏苡仁清热利尿走下焦。我们治疗伏邪疾病常用薏苡仁。

2.芦根

芦根也含有薏苡仁素，所以它的作用和薏苡仁近似，也能清热、利尿、抗病毒、抗肿瘤，只不过芦根的薏苡仁素没有薏苡仁含量多。虽然芦根的薏苡仁素含量不如薏苡仁多，但是它不光清热、利尿，还能生津、止渴，因为它含有天门冬酰胺。天冬就含有天门冬酰胺，所以芦根和天门冬有相似的作用，可以用来治疗白血病，但是剂量要大。当然芦根还有止呕的作用，这是它的特性。所以如果不知道芦根含有天门冬酰胺，就解释不了一个利尿药为什么会生津。实际上芦根里的薏苡仁素起到了利尿的作用，天门冬酰胺起到了生津的作用。

3.白茅根

白茅根也具有清热、利尿、抗病毒的作用。古籍里有很多用白茅根来治疗麻疹、水痘的记载，所以白茅根也具有抗病毒的作用。不过白茅根多了一个特性，它能止血，尤其是尿血。

4.淡竹叶

淡竹叶和竹叶也是禾本科植物，也具有清热、利尿、抗病毒的作用。清热有竹叶石膏汤。利尿有导赤散。抗病毒有竹叶柳蒡汤，且可治疗麻疹。竹叶石膏汤可以清热，导赤散可以利尿，竹叶柳蒡汤可以抗病毒。

清热、利尿、抗病毒，这是大部分禾本科药物的共性。知道了这个共性，就知道竹叶柳蒡汤可以抗病毒。民间也经常用白茅根来抗病毒。薏苡仁、芦根这些药物都用来抗病毒。大家还要知道每个药的特性：薏苡仁含薏苡仁素最多，抗肿瘤效果好；芦根含天门冬酰胺，能生津，还能止呕，它的薏苡仁素含量低于薏苡仁；白茅根还有止血的作用，治疗尿血。

温病学里用薏苡竹叶散治疗白㾦。手上起的白色的水泡就是白㾦，用麻杏苡甘汤也有效，温病学派就用薏苡竹叶散，用白蔻仁、薏苡仁。这个病临床很常见，薏苡竹叶汤和麻杏苡甘汤我都用，都有效。温病学派的一大特征就是不用麻黄，用其他的药比如淡竹叶。淡竹叶是个抗病毒的药物，它能治疗病毒感染，当然也有清心利湿的作用。芦根也能清热利湿，薏苡竹叶散之所以不选芦根，是因为淡竹叶有特异性，这是精准用药。淡竹叶也用来治麻疹，因为它有抗病毒的作用。大家把其背后的机制想明白，就能明白竹叶柳蒡汤选淡竹叶抗病毒的原因。

二、山豆根和苦参

从种属关系来看，山豆根和苦参都是豆科植物。它们都含有相同的化学成分——生物碱，以苦参碱为代表。因为它们有相同的物质基础，所以有相同的药理作用。它们相同的药理作用体现在以下几方面：第一，清热利湿，这两个药物都能清热利湿、抗感染，针对多种微生物感染，包括细菌、原虫等，都有效；第二，保肝，苦参碱具有保肝的作用；第三，能清心，治疗心律失常，并且增加冠状动脉的供血。苦参入心经，能有效治疗心悸、心律失常，治疗失眠；它也入肝经，苦参碱有保肝作用。所以苦参清心又养肝。这是苦参的特点。另外，苦参还抗癌。山豆根也有清热利湿、保肝、养心、抗癌的作用。

但是这两个药还是有点区别，山豆根尤其适合于治疗上部疾病，咽喉癌、上段食管癌、咽喉炎、外感疾病导致的咽喉肿痛等，所以山豆根是咽喉和食道上段疾病的要药。而苦参是"蚀于下部则咽干，苦参汤洗之"（《金匮要略》）。苦参适合治疗下部疾病，比如子宫疾病、宫颈糜烂、HPV病毒感染之类偏热的疾病。两个药作用的病位一个偏上、一个偏下，但它们具有相似的基本药理活性。它们也有差异，同中有异，异中有同。

我们再来比较黄芩、栀子、苦参。黄芩是少阳经的主药、大药。苦参能清少阳，因为它能保肝，能清热、利湿，能退黄降酶，所以它走少阳经。但是它也能养心，治疗心律失常，能清心，治疗失眠等。因此苦参入少阳胆经和少阴心经，所以苦参的特点是清心兼清肝。

栀子清肝，所以茵陈蒿汤用它，栀子还清胃。阳明在经有两证，一个是栀子豉汤证，一个是白虎汤证。之所以说栀子豉汤证是阳明在经，是因为栀子的一个非常重要的作用是拮抗炎症反应，它抗菌的力量并不强。苦参是一个很强的消炎杀菌药，对原虫、细菌、病毒都有效，抗菌的作用很强。而栀子集中体现在抗炎。炎症的应答包括两个方面。一是全身炎症反应综合征，大热、大渴、大汗、脉洪大，那是白虎汤证。二是局部的炎症应答——红、肿、热、痛，那是栀子汤证，用栀子。这是我们讲过的阳明病的秘密。所以栀子豉汤归在阳明病。栀子清胃又清肝，苦参清心又清肝，这些药同中有异，异中有同。搞清楚它们的差异，使用起来就会非常便捷。苦参比山豆根还苦，它比山豆根作用强，尤其是当使用大剂量的苦参，比如苦参用量为30克时，它清热利湿，治疗心律失常、失眠的作用很明显。但是这个药太苦，长期吃容易败胃，所以需要调整一下配伍，要根据患者的情况来使用，因为有的人体质偏寒。

三、菊科药物

菊科药物的共性是疏肝、清肝、暖肝，都入肝经，这是菊科药物的特点。

1.旋覆花和木香

旋覆花入肝经，肝着汤就用旋覆花。但木香入肝经可能大家不太理解。木香促进肠道蠕动，入脾经、胃经。木香有一个特殊的作用，扩张胆管、胰管。胆道疾病、胰腺疾病都是肝经疾病，所以用木香来治疗这些肝经疾病。胆结石、胆囊炎疼痛、急性胰腺炎，都是用木香，就是因为木香入肝经，能扩张胆管、胰管。大部分人有时会忽视这一点。

2.菊花、牛蒡子、蒲公英

菊花、牛蒡子、蒲公英都能清肝。菊花清肝，侯氏黑散就用它。牛蒡子能清肝，所以它能治咽喉肿痛，"一阴一阳结，谓之喉痹"，牛蒡子具有清肝的作用，能清少阳。蒲公英也能清肝，一般都知道蒲公英清胃，其实蒲公英能清肝，治疗乳痈等疾病，急慢性肝炎都可以使用它，蒲公英具有保肝的作用。肝病科医生就经常使用蒲公英。

3.青蒿、茵陈、艾叶

青蒿清肝养阴，蒿芩清胆汤、青蒿鳖甲汤都用青蒿养阴。茵陈清肝利湿，比如茵陈蒿汤。艾叶暖肝散寒。

4.苍术、白术、旱莲草

苍术、白术、旱莲草也入肝经。苍术含有维生素A，能补充维生素A，治疗夜盲症。维生素A储存在肝脏，维生素A水平低的人会发生夜盲，到了晚上就看不见东西，叫作夜盲症。这种人就要用苍术，它是专门补充维生素A的一个中药。而白术是升高白蛋白的专药。一般认为白术属脾，但白蛋白是在肝脏合成的，只有肝细胞能合成白蛋白，所以方老（方药中）的苍牛防己汤用白术、苍术治疗肝硬化腹水，就是这个原因。这种作用很特殊很巧妙。墨旱莲入肝经，养肝阴。

5.大蓟、小蓟

肝藏血，大蓟、小蓟能止血，具有清肝凉血的作用。

6.紫菀、款冬花

紫菀、款冬花可以治疗木火刑金。紫菀能理气，大家可能只知道它能润肺，其实它还具有理气的作用。木火刑金导致的干咳、少痰，都可以加紫菀、款冬花进去。

以上这些都是入肝经的药物。大家都认为旋覆花能和胃降逆、理气，比如旋覆代赭石汤，很少考虑到它能疏肝，肝着汤就用旋覆花。验方清胰汤选的就是木香。牛蒡子和蒲公英有清肝的作用。苍术能补肝。白术能升高白蛋白。墨旱莲养肝阴，二至丸就用女贞子、旱莲草，就是因为它们都入肝经，都能养肝肾之阴。女贞子也有养肝的作用，但它不是菊科药物。大蓟、小蓟清肝止血。紫菀、款冬花可以治疗木火刑金的咳嗽。木火刑金的咳嗽就是以干咳少痰为特点，痰拉丝不好咳出，可以加一点紫菀、款冬花。这是菊科药物的特点。

第二节 疏风胜湿

伞形科药物有一个共同特点，都能理气活血、追风除湿。当归、川芎能入血分；前胡、柴胡能入气分，前胡和柴胡的药理作用非常近似，没有柴胡可以用前胡代替；藁本、羌活、独活、白芷、防风能追风除湿，都能治疗风湿。羌活、独活、白芷、防风、藁本，把这五种药合在一起，经过化裁就是羌活胜湿汤。以上讲的这些药——羌活、独活、白芷、防风、藁本、当归、川芎、前胡、柴胡合在一起组个方，风、湿、气、血都考虑进去了，就能治疗风湿在表。因为它们都是伞形科药物，伞形科药物的药理活性就具有这些共同特点。同一种属的药物往往具有一些药理作用的共性，因为它们具有一些共同的物质基础。原因就是中药的活性成分主要是代谢次生物，相同种属的植物代谢通路越接近，越容易产生近似的代谢次生物，进而具有相同或相似的药理活性。但是两个植物之间毕竟相似而不相同，又有一些个性，这就使得每个药物呈现出它自己的一些特征。

第三节　化痰活血

一、苏子、莱菔子、白芥子

三子养亲汤是一个攻邪的方，这个方在《寿世保元》《近效方》都有记载，它有三个药，也是三个"子"——苏子、白芥子、莱菔子，这个方能化痰。老年人经常表现为痰多便秘，这个处方特别适合于老年人服用，所以叫三子养亲汤。苏子能行气、降气、解郁，即开郁降气，肺气上逆会导致咳嗽、痰多、气紧、气喘。有个方叫作苏子降气汤，苏子是降气的。莱菔子就是萝卜子，能消食，吃多了饱胀、不消化可以用莱菔子。白芥子化痰。所以三子养亲汤——苏子、莱菔子、白芥子适用于治疗气、食、痰。

苏子味辛，含有大量的油性成分苏子油，含油多的药物能通便，油有润滑作用，比如杏仁含油多也能通便。莱菔子也含油，也能通便。所以苏子和莱菔子配伍在一起，有通便的作用。肺与大肠互为表里，痰多的人常便秘。

莱菔子和白芥子也有关系。莱菔子含有芥子酸，白芥子里的主要成分也是芥子酸，它俩具有共同的药理成分，而芥子酸能发挥化痰的作用，还能促进消化液、消化酶的分泌，促进胃肠道蠕动，所以莱菔子和白芥子有两个作用：一是化痰，一是消食。但是白芥子更擅长于化痰，莱菔子更擅长于消食。

这三个药都具有化痰、消食、通便的作用，它们同中有异，异中有同，苏子也能消食，但它更擅长于降气，莱菔子擅长于消食，白芥子擅长于化痰。之所以莱菔子和白芥子有共同的作用——化痰、消食，一个重要的原因就是它们有相同的化学成分。这三个药物配伍在一起就成了三子养亲汤，这是一个攻邪的方，表现为强烈的化痰、消食、降气、通便的作用。

我们讨论过一个甲状腺癌患者的医案，我们在处方里加了三子养亲汤，许多人认为用三子养亲汤不合理。实际上现代药理证实三子养亲汤有抑制甲状腺功能的效果，从中医上解释，甲状腺处于皮里膜外的位置，所以它治疗皮里膜外之痰。甲状腺长在颈部皮肤下，在喉骨外面，是一个薄片，重为20~30克，女性的大一点，男性的小一点，后面是喉返神经，上下共有四个甲状旁腺。甲状腺就在皮里膜外，甲状腺的肿瘤就是皮里膜外之痰，而三子养亲汤恰恰是治疗甲状腺皮里膜外之痰的一个药方。另外一个治疗皮里膜外之痰的方是控涎丹，它是个大攻之药。还有一个治疗皮里膜外之痰、偏补的方是阳和汤，治疗太少两感证，里面也有白芥子。这些方可以合起来用。阳和汤就可以合上三子养亲汤。由于三子养亲汤能抑制甲状腺的功能和甲状腺细胞的生长，所以我们在上面医案的处方里合上了三子养亲汤。

有人问三子养亲汤里面的苏子、白芥子、莱菔子能否用杏仁、车前子等药代替？答案是不能，处方的针对性必须要很强。白芥子治疗皮里膜外之痰，莱菔子也治疗皮里膜外之痰。因为它们都含有芥子酸，所以才能构成三子养亲汤。

第一，三子养亲汤用于治疗皮里膜外之痰时，还有一些禁忌证。因为三子养亲汤能抑制甲状腺的功能，所以这个处方可以治甲亢。甲亢大多表现为偏热上火、阳亢的，但是还有冷甲亢，三子养亲汤就适用。很多时候大家不知道它怎么用，是因为没见过，有时即使见了也不认识，实际上临床上有淡漠型甲亢，并非所有的甲亢患者都心烦、易怒、上火。

第二，三子养亲汤能抑制甲状腺细胞摄取碘，因为碘能刺激甲状腺细胞生长，诱发甲状腺癌，大量补碘有可能发生甲状腺癌。它能抑制甲状腺细胞摄碘，就会干扰甲状腺癌的^{131}碘治疗。所以当甲状腺癌患者需要^{131}碘治疗时，不能用三子养亲汤。治疗前3天、治疗后1周，需要给患者停止使用三子养亲汤。

第三，三子养亲汤抑制甲状腺细胞的功能，使甲状腺细胞的甲状腺素分泌减少。而甲状腺素分泌减少会反馈作用于下丘脑-垂体，导致垂体分泌TSH（促甲状腺激素）增加，而TSH会刺激甲状腺细胞生长，使其分泌更多甲状腺素，这同时却促进了甲状腺癌细胞的生长。也就是说当你抑制了甲状腺的功能时，T3、T4就会减少，T3、T4减少之后TSH就会分泌增加，这反而促进甲状腺癌细胞生长。所以用三子养亲汤需要配合使用甲状腺素片。甲状腺癌患者做完手术以后，医生都会常规地给患者服用甲状腺素片，补充甲状腺素，抑制TSH。而三子养亲汤抑制甲状腺细胞的生长、抑制甲状腺细胞分泌甲状腺素，会导致TSH分泌增加，TSH分泌增加会刺激甲状腺细胞生长，使其分泌更多甲状腺素。所以如果既要抑制甲状腺细胞的生长，又不能使TSH分泌增加，那么就要同时给患者吃甲状腺素片。如果患者问你："医生，吃中药的同时我的甲状腺素片能不能停？"不能停。因为患者吃了三子养亲汤以后，虽然抑制了甲状腺功能，但是由于甲状腺素分泌减少，TSH分泌却会增加，它可以促进甲状腺癌的生长。所以当用三子养亲汤配上甲状腺素片时，治疗甲状腺癌效果最好。首先三子养亲汤抑制了甲状腺癌细胞的生长，同时甲状腺素片又抑制了TSH分泌增加，这样使用就把中医西医完全打通了。所以甲状腺癌术后的患者吃中药的同时，还需要做甲功、查甲状腺激素。

这里我们把三子养亲汤做了一个扩展的讲述。苏子和莱菔子的共同作用是通便，一个降气、一个消食。莱菔子和白芥子的共同作用是化痰、消食，因为都含有芥子酸，芥子酸具有化痰的作用，同时促进消化道腺体的消化酶分泌，促进肠蠕动。但是莱菔子擅长于消食、通便。白芥子擅长于化痰。白芥子治疗皮里膜外之痰，例如控涎丹、三子养亲汤和阳和汤。由此引出三子养亲汤治疗甲状腺癌、甲亢、甲状腺瘤的原理。进一步说明了为什么中医和西医需要相互结合。搞清楚一个疾病内在的机制后，处方就可以达到至高的效果。

用三子养亲汤使甲状腺素分泌减少，抑制了甲状腺癌细胞的生长。但是甲状腺素分泌减少以后，机体就认为甲状腺功能低下了，就会分泌TSH，这又促进肿瘤的生长，它是一个负反馈，构成了一个闭环。这时同时加上甲状腺素片，打断这个闭环。此时甲状腺功能被抑制了（三子养亲汤），同时TSH又不分泌了（甲状腺素片），这样就发挥出一个明显的抗肿瘤作用。由此进一步说明了中西医汇通的优势。西医做完甲状腺癌手术后，如果还有残余的肿瘤，没有别的好办法，一般就用^{131}碘去杀灭肿瘤细胞。如果找不到明显的肿瘤病灶，就使用甲状腺素，通过使用大量的甲状腺素去抑制TSH的分泌。除此之外西医没有别的办法。恰好中医有办法。但是要记住，三子养亲汤抑制甲状腺细胞的生长，抑制甲状腺摄碘，抑制甲状腺分泌甲状腺素。因为它抑制甲状腺摄碘，就会干扰^{131}碘治疗，所以在^{131}碘治疗前后需要停止服用三子养亲汤。

我们通过这样一个处方，想告诉大家如何深刻地去认识中医的每一个方。比如说，三子养亲汤为什么能抑制甲状腺功能。因为甲状腺疾病的患者经常情绪不好，淡漠型甲亢的人经常表现为抑郁、淡漠，而苏子能疏肝，有解郁的作用。大家需要深刻地去认识中医的每一个方，也就是精确辨证和精准选药。三子养亲汤尤其适合于治疗淡漠型甲亢，同时伴有便秘的患者。当然，三子养亲汤最经典的作用是化痰，用来治疗老年人慢性支气管炎、痰多、便秘、消化不好、食欲差。

二、十字花科

我们现在讲三个十字花科的药物，这三个十字花科的药物都具有强心和理气的作用，它们是葶苈子、白芥子和莱菔子。它们共同的化学成分、物质基础就是芥子素。芥子素的作用有几点：第一，芥子素具有强心的作用，能够强心利水。例如葶苈大枣泻肺汤、紫龙丸、己椒苈黄丸，治疗心衰、胸腔积液。第二，芥子素具有理气的作用，理气化痰。例如三子养亲汤用芥子素来强心利水、理气化痰。这是芥子素的共同作用。这三个十字花科药物有共性，所以它们经常有一些配伍关系。

三、南星科

南星科药物的共性是化痰、抗肿瘤。南星科药物有半夏、天南星、白附子、蛇六谷、石菖蒲。这些药也有不同点，半夏能化痰开胃，化的是湿痰；南星化的是顽痰；白附子化的是风痰。其实这几个药都抗肿瘤，而且都是生用好，都有毒，需要先煎。越是生用，效果越好，剂量要大，但是安全性会降低。过去很多中药安全性事件没有经过严格的现代药理学评估，所以中医很少关注药物的安全性，但是现在社会文明发展了，要考虑到中药的安全性。这些药有毒需要先煎。这是南星科的共同特点。蛇六谷就是魔芋，南方人把它当成一个菜，也不能生吃，需要煮熟。石菖蒲化痰、开心窍，治疗痰迷心窍，例如菖蒲郁金汤。南星科药物的特点就是化痰、抗肿瘤，或者说化痰、散结。

四、漏芦、蝉蜕、牛膝

漏芦、蝉蜕、牛膝是含有蜕皮甾酮的药物。蜕皮甾酮是一个变态激素，有一部分昆虫要经过一个变态的过程，由在地上爬的虫子变成一只可以在天上飞的蛾子。含有蜕皮激素的药物都具有通经、下乳、去子的作用。通经指的是，在每个月经周期子宫内膜剥脱、伴随血液流出，形成月经。去子是指受精卵着床以后，子宫内膜脱落，造成流产。漏芦有下乳的作用。蝉蜕治疗流产以后胎衣不下或过期妊娠。牛膝能通经。这些药物都含蜕皮甾酮，通经、下乳、去子是它们的共性。

五、乳香、没药

乳香和没药是活血消肿的一对药物，这是一个对药。一个经典的处方是犀黄丸，用麝香、牛黄、乳香、没药。乳腺肿瘤表现为体表的肿物，犀黄丸可以活血解毒，乳香、没药活血消肿。

对于犀黄丸用乳香、没药的原因，我们做过研究。第一，乳香、没药可以直接抑制乳腺癌的生长，其他活血药就没有这个作用。第二，我们用相同剂量和加大剂量的乳香、没药去做治疗卵巢癌、子宫癌的研究，发现没有效。所以犀黄丸选择乳香、没药治疗乳腺癌，这是王洪绪家传四代的方，是经过深思熟虑、千锤百炼的，它还配了麝香和牛黄。

麝香、牛黄又是一个对药，在传统中药的配伍里，这两个药的配伍非常成熟。牛黄是中药里特异性针对白细胞介素-6的药物，白细胞介素-6是介导慢性炎症的一个细胞因子。乳腺癌有肿瘤相关的炎症，乳腺癌是全身寒、局部热，局部的热是以白细胞介素-6为核心引起的。所以犀黄丸选择牛黄清热解毒也是经过千锤百炼的，不是随便选择的一个清热解毒药物。因为乳腺癌的特点是全身寒、局部热，它的热是以白细胞介素-6为核心的，而牛黄恰恰是特异性针对白细胞介素-6的一种中药，不是随便用白花蛇舌草、半枝莲就可以达到效果的。

对于热和瘀的关系，中医讲热沸血瘀。西医讲炎症会活化人体的补体、凝血、抗凝与纤溶系统。简单地说，炎症会活化凝血系统、导致高凝状态，就是中医讲的瘀血，这就是热沸血瘀。所以犀黄丸把清热解毒和活血化瘀有机地结合起来，而且结合得非常巧妙。因为白细胞介素-6就是介导炎症引起高凝状态、瘀血的核心细胞因素，是关键的一环。看似简单的一个处方，配伍何其巧妙。

炎症包括肿瘤相关性炎症、无菌性炎症和感染性炎症。无菌性炎症比如浆细胞性乳腺炎，犀黄丸很有效，这是一个无菌性炎症。有人认为它与感染有关，更多的研究结果提示，它是由浆细胞浸润引起的，跟感染可能没有直接的关系。

对于感染性炎症，也可用乳香、没药活血消肿，仙方活命饮就是用乳香、没药配上金银花、连翘，它是针对感染性炎症。不过感染性炎症还有一个问题，它初起兼有表证，类似于太阳表证，所以仙方活命饮里有防风、白芷，这两种药的选择也很精妙，白芷有排脓的作用，防风是免疫调节剂，具有免疫抑制作用。仙方活命饮选择使用防风也是深思熟虑的，不是随便选一个解表药，在这里它是太阳类证，不是表证。这是仙方活命饮中防风、白芷这个药对的应用。第二对药物皂角刺、穿山甲能透脓。感染性炎症会化脓，皂角刺、穿山甲能透脓。这是它的基本配伍。仙方活命饮里还有一个非常特殊的药物——浙贝母，能清热化痰，所以天花粉配白芷能排脓，皂角刺配穿山甲能透脓。仙方活命饮用贝母和托毒散用半夏是一样的，因为炎症会导致大量的组织液渗出，在局部形成炎性肿物。这种体液在局部的潴留就是中医讲的痰，需要化痰。仙方活命饮在乳香、没药活血消肿的基础上，加金银花、连翘清热解毒。因为治疗的是细菌性炎症、感染性炎症，用的是金银花、连翘，没有用麝香、牛黄。针对感染性炎症再来一点透脓、排脓的药物；急性炎症渗出很明显的，再用浙贝母化痰。以上就是犀黄丸和仙方活命饮的区别。

如果把犀黄丸的麝香、牛黄去了，去除清热作用，加强养血活血作用，加当归、丹参就是活络效灵丹。如果是阳虚的人，不用麝香、牛黄，用乌头、天南星、地龙，就是小活络丹。小活络丹与仙方活命饮、犀黄丸是对方。犀黄丸是有热的。小活络丹是有寒的，有寒用乌头。寒性收引导致痰瘀互结，影响津液运行，方中有天南星。慢性炎症导致局部组织液渗出，形成结节，这些跟痰有关系，所以用到天南星，这和仙方活命饮用浙贝母、托毒散用半夏本质相同。仙方活命饮不外乎是清热化痰活血，而小活络丹是散寒化痰活血，这两个方是对方。

这里以乳香、没药为基础，给大家讲了仙方活命饮和小活络丹、犀黄丸和活络效灵丹。大家可以看到这些处方表面上没有任何关系，其实它们有关系。希望大家能更多地理解中医方剂背后的规律。

六、杏仁、桃仁

《伤寒杂病论》说："太阳病，下之微喘者，表未解故也，桂枝加厚朴杏子汤主之。"枝加厚朴杏子汤是在桂枝汤中加上厚朴和杏仁。厚朴和杏仁起宣肺的作用。"下之微喘者"是说桂枝加厚朴杏子汤治疗桂枝汤证出现"不大便"或出现"喘"的人。所以，下一条又讲，"喘家，作桂枝汤，加厚朴、杏子佳"。肺与大肠为表里，加杏仁宣肺通腑，厚朴通腑宣肺。杏仁和厚朴有点儿区别，杏仁注重宣肺，而且能通腑气。杏仁里含有脂肪油，具有通腑的作用。所以桂枝加厚朴杏子汤既治桂枝汤证见喘的人，又治桂枝汤证大便不好解的人。

杏仁和桃仁都含杏仁苷，特点是都能通腑，都能止咳，但是杏仁偏重于气分，桃仁偏重于血分。两个药都有宣肺和通腑的作用，只不过杏仁在气分，桃仁在血分。所以桂枝加厚朴杏子汤用杏仁，《千金》苇茎汤治疗肺痈、热沸血瘀用桃仁。

第四节　扶正补虚

一、寄生类药物

寄生关系在生物界是比较常见的一种关系，一种生物寄生在另一种生物的身上，靠吸取另一种生物的营养而生存。中药里有很多寄生类药物，它们的共性是都能补肾安胎。大部分的寄生类药物入肾经，具有补肾和安胎的作用。

桑寄生能补肾安胎，还能平肝降压。桑枝、桑叶都能平肝降压。桑寄生寄生在桑树上，叫桑寄生，它具有寄主桑树的功能，所以它不光补肾安胎，又具备平肝降压的作用。这和它寄主的特性有关系。冬虫夏草也能补肾，除了补肾还擅长止咳，治疗咳嗽。每天3~10克冬虫夏草，坚持服用半年到一年，对乙肝病毒的转阴有一定的作用。但是冬虫夏草价格昂贵。胎盘能补肾纳气。菟丝子除了补肾安胎，还有一个特殊作用——祛斑。肉苁蓉有个特殊作用，治疗便秘和癥瘕（肿瘤）。锁阳除了补肾还有治疗痿症的作用。它能促进肌肉的营养代谢，所以虎潜丸用锁阳不是随便选的。锁阳和肉苁蓉都有补肾安胎的作用，只不过锁阳和肉苁蓉多用来通便，较少用来安胎。

这些药物都有补肾安胎的作用。锁阳和肉苁蓉都可以用来通便；菟丝子还可以用来祛斑，有治疗黄褐斑的作用；桑寄生因为寄生在桑树上，还有平肝的作用。这些都是寄生类药物，寄生在其他植物上，所以这些药物具有寄主的一些特点。

还有一些特殊的菌类，比如桑耳、槐耳，都具有桑树和槐树的药理特性。还有寄生在白桦树上的白桦耳，具有白桦树的特点。有些中医有时会弄得更复杂，会找一些奇奇怪怪的寄生药物，例如棺材板上长的菌等，那些都太奇怪了，我们不去讲它。这些常用的寄生类药物，都具有补肾安胎的共性，每个药还有它的个性。

二、豆科

很多豆科药物具有补气、补肾的作用。补气能调节免疫系统，补肾能调节内分泌系统。所以豆科药物很多都具有调节内分泌、免疫的功能。

黄芪含有黄芪苷，能补气，具有补气走表的作用。黄芪具有走表的作用，这是它和人参的区别。人参是五加科药物，五加科药物往往也具有补气的作用。

扁豆补脾气，参苓白术散就用扁豆。甘草含有甘草酸。甘草具有补气作用。实际上它含有的甘草酸具有拟皮质激素样作用，补肾的方中也用它，四逆汤就用甘草。

葛根、淡豆豉含大豆甾酮和葛根黄酮，这两种成分直接就具有雌激素样作用，是雌激素的类似物，可以兴奋雌激素受体，所以能补充激素。所以女性用葛根来丰胸美容。

补骨脂补肾，能刺激雌激素分泌。所以青娥丸用来治疗男性前列腺增生，就是用雌激素去对抗雄激素。这就是补骨脂的特点，它不具备直接补充雌激素的作用，而是刺激雌激素的分泌。

沙苑子、葫芦巴都是调节内分泌的药物。沙苑子补肝肾。葫芦巴主要是含有生物碱——葫芦巴碱，它的特点是补丹田元阳，这就说得很神了，元阳就是指生命的那一点原动力。

以上这些都是豆科药物。黄芪、扁豆、甘草补气，调节免疫；葛根、淡豆豉、补骨脂、沙苑子、葫芦巴补肾，调节激素分泌。实际上甘草不光补气，还具有拟皮质激素样作用。如果不讲的话，大家很难理解葛根和淡豆豉具有补肾的作用。温病学派常用到淡豆豉，温病学派就说豆豉可以补肾，所以柳宝诒治疗伏邪温病用黄芩汤加淡豆豉、玄参。实际上淡豆豉补充雌激素，雌激素是一个免疫增强剂，所以女性的平均生存年龄比男性长。大家很难理解葛根具有补肾的作用，实际上吃了葛根以后，促进女性乳房生长，使女性皮肤洁白细腻，它就是一个补肾药，如果按照传统中医理论，不会说葛根有补肾的作用。

豆科药物的特点就是补气、补肾，调节内分泌和免疫。这是很多豆科类药物的共性，当然它们也有个性，在这里不再探讨。

三、百合科

百合科中药有一些共性。百合科的中药大部分富含多糖、氨基酸、黏液质及淀粉。多糖是特别黏稠的，因为它是糖；氨基酸富含营养；黏液质更加得黏糊，比如蜂蜜就是黏糊糊的；淀粉可补充糖分。百合科植物往往味甘，就是这个原因。因为它富含多糖、黏液质这些物质，多少都带一点儿甜味。由于它富含多糖、氨基酸、淀粉，它能补充糖和蛋白质，所以它能补虚。中医讲百合科药物大部分味甘、补虚，这是它主要的物质基础。百合科药物多数是养阴药。百合科药物以养阴为主，代表药物就是百合。还有部分药物有其他功效，比如化痰，两个常用的药物是山慈姑和土茯苓。这两个就是百合科里具有化痰作用的药物。

百合科药物富含多糖、氨基酸、黏液质、淀粉，这是它们的共性。一般把百合科药物归到补虚药或养阴药里。它们还有个性，百合科药物主要含有生物碱和甾体皂苷。由于每一个百合科药物含有的生物碱和甾体皂苷不同，就导致每一个百合科药物又表现出个性。它不光能养阴，每个养阴药之间还有区别。大家学中药，了解中药的共性和个性是非常重要的。

1.百合、山慈姑

百合的特异性在于它含有一种生物碱，叫秋水仙碱。秋水仙碱具有镇静作用，百合是一个养阴镇静的药物。比如百合地黄汤能治疗

《金匮要略》里提到的百合病，百合地黄汤具有镇静安神的作用，秋水仙碱就具有镇静安神的作用。注意百合地黄汤除了治疗百合病，还能治疗痛风。如果一个痛风的患者偏阴虚，用百合地黄汤治疗，有明显的疗效。大家知道治疗痛风最常用的一个药物是山慈姑，山慈姑能治痛风就是因为它含秋水仙碱。痛风患者往往爱吃大鱼大肉，爱饮酒，容易生湿生痰，表现为湿热，多为痰火体质，表现为痛风。治疗这种痛风常用的一个方是太乙紫金锭，方中就含山慈姑。山慈姑也是一个百合科的药物。不过，山慈姑以含秋水仙碱为主，多糖、淀粉、黏液质的含量很低，所以它不表现出养阴的作用，多表现为化痰的作用。而百合除了含有秋水仙碱，还含有大量的多糖、氨基酸、黏液质这些物质，所以它表现为养阴化痰。大多数人只知道百合养阴，不知道百合化痰。举个例子，比如百合固金汤就治疗阴虚咳嗽，就是因为百合有养阴化痰的作用。

由于百合与山慈姑都有共同的成分，都含秋水仙碱，所以它们具有共性。但是它们也有不同的个性，由于百合的秋水仙碱含量很低，富含黏液质、多糖，所以它具有养阴作用；而山慈姑中的秋水仙碱含量很高，秋水仙碱有肝毒性，因此它具有肝毒性。所以这两个药物同中有异，异中有同。

2.天冬、麦冬、玉竹

第二组百合科的药物是天冬、麦冬、玉竹，都富含黏液质、多糖、氨基酸，具有养阴的作用。但是这三种养阴的药物有区别。

第一，天冬含有天门冬素，也就是天门冬酰胺。天门冬素能抑制白血病细胞的呼吸。它是治疗血液系统肿瘤的一味药物，天冬最擅长治疗白血病、淋巴瘤，这也是三才封髓丹用天冬的原因。蒲辅周老先生用三才封髓丹治疗血液系统肿瘤有明显效果。三才封髓丹的"三才"是指天、地、人三才。慢性粒细胞白血病有个症状叫作阳强，容易导致男性生殖器的异常勃起。这种生殖器的异常勃起，中医叫作相火妄动，代表方是三才封髓丹，在封髓丹的基础上，加上"天、地、人"——人参、天冬、熟地，因为这是个虚劳病、是肿瘤。蒲辅周老先生把三才封髓丹运用得出神入化。其实本质上就是因为慢性粒细胞白血病容易引起相火妄动，粒细胞归在中医"火"的范畴。如果用麦冬，效果就差了，说明大家没学透中药。

但是麦冬又有麦冬的特点。麦冬含皂苷，麦冬含有的皂苷具有强心、抗心律失常、扩张血管的作用，这是麦冬皂苷的特点。这也是生脉散用麦冬的原因，生脉散用人参、麦冬、五味子，人参能强心，五味子具有强心的作用，麦冬具有强心的作用。如果说用五味子是因为它味酸、收敛心气，那么山楂也很酸，乌梅也很酸，为什么要用五味子？如果说用麦冬是要养阴，养阴的药那么多，为什么选麦冬？人参、麦冬、五味子这三个药配伍极其精道。生脉散选麦冬就是因为麦冬含有的皂苷具有强心、抗心律失常和扩血管的作用。

当然，皂苷都有一个特点，它往往能引起恶心，特别是大剂量应用时，小剂量使用时可能感觉不到恶心，但它仍然刺激胃，反射性地引起排痰。比如桔梗，大剂量桔梗会引起恶心，小剂量桔梗也会反射性地引起排痰。所以麦冬经常用来养肺阴，也是这个原因，因为它有助于排痰，这是皂苷的共性。比如桔梗含桔梗皂苷，它就可以引起恶心。

第三个药是玉竹。不光麦冬含皂苷、具有强心的作用。在养阴药里，含有最强强心苷的不是麦冬，而是玉竹。玉竹里含有的强心苷强心作用最强，这就是麻黄升麻汤用玉竹的原因。后世就演化出种种变化，比如吴门验方加味鸡鸣散就加了玉竹，一般用玉竹30克，就是因为玉竹含有强心苷，能发挥强心作用，治疗心力衰竭。加味鸡鸣散选择的药物其实很巧妙，鸡鸣散的选药是以吴茱萸为特点，但是又考虑了阴阳并进，大家听了我们的"医学一统"课就会明白阴阳并进的思想，所以加30克玉竹进去。选玉竹不是乱选的，就是因为玉竹含有的强心苷强心作用最明显。而且它不像附子，附子的强心作用是促进心肌的收缩，这会加重舒张期心力衰竭患者的症状。这就是加味鸡鸣散加玉竹的原因。玉竹和吴茱萸，一个养阴，一个温阳散寒，阴阳并进。阴阳并进的思想张仲景用得很多，比如《金匮要略》的肾气丸用附子配地黄，桂枝汤用桂枝配芍药，这种配伍在张仲景的方里数不胜数。阴阳并进是我们的一个核心学术思想。

天冬、麦冬、玉竹各有各的不同。它们的共性是都能养阴，因为它们含有相似的化学成分，在养阴作用上，这些药物可以互换，对阴虚的，开天冬也行，麦冬也行，玉竹也行。但是，如果大家不知道天冬、麦冬、玉竹的区别，开出的处方针对性就会很差，改善症状还可以，治疗大病不行，有时候连改善症状都困难。

3.石斛

石斛有一个特点，它含有生物碱，它的生物碱能促进胃酸的分泌，这种促进胃酸分泌的作用体现在叶氏养胃汤（沙参、麦冬、玉竹、桑叶、扁豆、石斛）里。叶氏养胃汤是叶天士的方，方中除了沙参、麦冬、玉竹养阴，还用了石斛。一个重要原因就是石斛具有促进胃酸分泌的特殊作用，这是其他养阴药所不具备的。所以石斛特别适合于胃酸分泌减少的胃阴虚患者，比如一些萎缩性胃炎表现为胃阴虚、表现为低胃酸水平的。西医用弱酸，而中医用石斛。西医用弱酸，是从外面给酸，而石斛是内源性地刺激胃酸分泌。因为胃病往往是胃酸分泌增加，但还有一种胃病是胃酸分泌减少，比如一些萎缩性胃炎，这种情况下就用石斛来促进患者胃酸的分泌。石斛不光能促进胃酸分泌，它对于促进腺体分泌还有一个特殊作用，它能促进泪液的分泌，缓解眼部症状，比如眼睛干涩、视物不清用石斛夜光丸，这种情况单纯用麦冬效果不好。大家要考虑到每个养阴药最细致的特点，这个特点决定了药物的功能特点。比如患者的眼睛干、眼睛涩，就可以加石斛。一看胃镜，患者是个萎缩性胃炎，胃酸水平低，患者表现为嘈杂、消化吸收不好、舌苔脱落，也可加石斛。

4.黄精

道家把百合科养阴药黄精说得很神。黄属土，说黄精是土精，是地之精华，吃了会轻身不老、飞檐走壁、延年益寿。其实黄精除了含有多糖、氨基酸、黏液质及淀粉等，还富含甾体皂苷，黄精的甾体皂苷有其典型的作用——降血压、降血脂、降血糖、抗动脉粥样硬化、抗衰老。黄精降血脂、降血糖，可用来治疗肥胖。有些糖尿病患者表现为消瘦，但还有些糖尿病患者表现为肥胖，高脂血症患者往往都表现为肥胖。它降压、抗动脉粥样硬化。服用黄精能抗衰老，使人神清气爽。所以，中医古籍说黄精能使人轻身不老，延年益寿。当然长生不老肯定是不可能的，人生是偶然，死是必然。黄精得土之精气，出家人喜欢吃它，可以代替食物当饭吃，这也是百合科药物的一个特点。黄精含甾体皂苷，而甾体皂苷往往有两个作用：第一，对心血管有作用，能保护心血管，治疗心脑血管疾病；第二，甾体这一类化合物往往具有调节内分泌的作用。

总之，百合科药物的共性是含多糖、氨基酸、黏液质及淀粉。多糖、氨基酸、黏液质及淀粉味偏甜，能补充营养物质，中医叫作扶正补虚。但是不同的药物含有不同的特有成分，主要就是生物碱或甾体皂苷，导致了这些养阴药表现出各自的特性。这样我们就可以看到这些养阴药的异同。百合和山慈姑好像风马牛不相及，百合地黄汤和太乙紫金锭也好像风马牛不相及，其实它们背后有联系。大家要弄清楚天门冬、麦门冬、玉竹之间的共同点和区别。石斛有促进胃酸和胃液分泌的特点。黄精具有抗衰老和心脑血管活性的特点，这都是由它们特有的化学成分所决定的。

第五节　扶正祛邪

一、黄芪配莪术与人参配五灵脂

这两个药对是治疗虚劳病的药对。《金匮要略》的血痹虚劳病篇治疗血痹的代表方是黄芪桂枝五物汤。张仲景用了归芪建中汤、小建中汤、桂枝加龙骨牡蛎汤治疗虚劳。黄芪是通过补气来治血痹；桂枝通经，温通血脉。所以张锡纯就认为，张仲景把血痹和虚劳列为一篇是有特殊道理的，就是说虚劳必兼血痹，即虚劳患者有瘀血。例如恶性肿瘤，西医叫作肿瘤伴发高凝状态，恶性肿瘤的高凝状态非常常见，几乎所有的恶性肿瘤都伴有不同程度的高凝状态。晚期乳腺癌发生血栓的风险高达24%。所以虚劳兼见血痹是虚劳病的共性。

怎样把虚劳和血痹两个病有机地结合起来？第一，张仲景是用黄芪建中汤或肾气丸，加上大黄䗪虫丸。黄芪建中汤或肾气丸治虚劳，大黄䗪虫丸治血痹。

张锡纯用黄芪、山药加三棱、莪术。这是张锡纯最经典的配伍，总结起来就是黄芪配莪术，但是他也用山药去配莪术，当然还可以用三棱。这是张锡纯治疗虚劳的经典配伍，叫作十全育真汤。这是中西汇通派张锡纯的处方。

王洪绪治疗乳腺癌用的是阳和汤加犀黄丸。他告诉乳腺癌患者要吃阳和汤，同时间断服用犀黄丸。阳和汤熬水喝，犀黄丸直接吞服丸药。阳和汤治太少两感证，是个治疗虚劳的处方，鹿胶、地黄、肉桂、干姜，三阴递进，太阴的干姜，少阴的肉桂，还有鹿胶、地黄。他用阳和汤治虚劳；虚劳还兼血痹，同时要用犀黄丸，犀黄丸中有乳香、没药。这是王洪绪的配伍。

到了现代，我们常用的配伍是人参配五灵脂。我们也经常用这个配伍来治疗虚劳病。因为是虚劳，所以用人参补气，患者经常乏力，比如肿瘤出现癌性乏力，没有力气，精神很不好，脉搏也没有力气，他需要用补气药。乏力不光是因为脾虚，好多原因都可以引起乏力，比如肝郁也可以引起。肿瘤患者就可以明显表现为脾虚的乏力，用人参。但是人参可以促进肿瘤生长，我们用五灵脂去拮抗人参促进肿瘤生长的作用。当肿瘤患者出现虚证的时候用活血药会导致破气，这对患者的体质不利，我们用人参去拮抗五灵脂的破气作用。人参拮抗五灵脂，五灵脂拮抗人参，这个配伍我们经常用来治疗虚劳病，也有特殊的效果。十八反、十九畏中讲人参不能配五灵脂，因为五灵脂拮抗人参的补气作用。但是我们用人参配五灵脂既可以改善患者的癌性乏力，对肿瘤也有抑制作用。大家去注意观察，症状改善但是肿瘤生长的患者非常多。

我们利用人参配五灵脂来治疗虚劳病。张锡纯是用黄芪配莪术来治疗虚劳病，比如治疗肺癌和胃癌，这是非常经典的一个配伍，还可以加山药、三棱。乳腺癌比较特殊，它是太少两感证，乳腺癌长在皮下是太阳病，也有内分泌紊乱是少阴病，所以王洪绪用阳和汤。他又用犀黄丸去解决乳岩兼见血痹的问题。这就是从汉代的张仲景治疗血痹虚劳的黄芪建中汤、肾气丸、大黄䗪虫丸，一直到清代的王洪绪，再到民国的张锡纯，还有我们自己的常用配伍，这些都是有理论渊源的。这样大家就可以把中医学术思想的发展与传承有机地整合起来。

二、百合与山慈姑

百合和山慈姑是一个对药，百合是个养阴药，山慈姑是个化痰药。大家会疑惑这两个药怎么会有关系。众所周知，痛风从大脚趾开始痛，以后会逐渐出现痛风性肾病等。山慈姑含秋水仙碱，能化痰，用来治疗痛风。但是很多专家说，百合也能治痛风，百合治痛风也有效，尤其是阴虚性痛风。百合地黄汤用大剂量百合，对阴虚性痛风效果也很好。百合、山慈姑都含有秋水仙碱，所以山慈姑能治痛风，百合也能治痛风。不外乎山慈姑治湿热性痛风，百合治阴虚性痛风。百合和山慈姑不同的是，它除了含有秋水仙碱，还含皂苷，就是还含有养阴的成分。正因为百合和山慈姑都有秋水仙碱，所以百合和山慈姑都能治疗痛风，也能治疗肿瘤。阴虚性的肿瘤比如肺癌可以用百合固金汤，还包括阴虚型的乳腺癌等。阴虚性的肿瘤可以用百合，也是因为它含有秋水仙碱。百合不光养阴，还能祛痰。阴虚的人也咳嗽，也有痰。百合固金汤证的人也有咳痰，只不过痰不好咳出来，这时可用百合固金汤。百合固金汤选百合因为百合不光养阴，还能祛痰。之所以叫百合固金汤，以百合为君，有它的道理。百合既养阴，还有祛痰的作用，这是百合的第一个作用。第二，百合能镇静，它含有的皂苷和秋水仙碱都能镇静，可以治疗失眠，当然是轻度的失眠，代表方是百合地黄汤。百合地黄汤之所以选百合，也是有道理的。百合鸡子黄汤治疗失眠，用鸡子黄加百合。黄连阿胶汤用黄连、黄芩、阿胶、芍药加鸡子黄。用黄连、黄芩是因为有热，用百合是因为有阴虚。百合有镇静的作用，能治疗失眠，因为百合病"欲卧不能卧，欲行不能行"。第三，百合有治疗痛风和肿瘤的作用。所以百合不是一个单纯的养阴药，严格来说，百合是一个养阴、化痰、软坚的药。它除了养阴，还能化痰。首先它有明显的祛痰作用，对于阴虚咳嗽的患者有祛痰作用；它的秋水仙碱还能治疗阴虚性的痛风、肿瘤。当然百合和山慈姑有区别，百合治疗偏阴虚的痛风、肿瘤，山慈姑治疗偏湿热的痛风、肿瘤。

山慈姑中秋水仙碱的含量很高，容易引起肝损伤，所以服用山慈姑一到两周要查肝功。如果前面两周用药期间查肝脏没有损伤，后面就可以继续服用。山慈姑的肝损伤不完全取决于剂量，主要取决于患者对山慈姑的敏感度，山慈姑可以用到6~30克，有时候山慈姑还可以用到50克，我们也用过大剂量山慈姑治肿瘤、治痛风。百合用到30~60克，也能治痛风、治肿瘤，治肺癌的咳嗽等。

百合和山慈姑，一个化痰，一个养阴，它们看似不同，实际上含有共同的物质基础——秋水仙碱。所以它们就有相同的作用，能够治痛风、治肿瘤。当然，它们还有不同的作用。百合还含有皂苷。它具有养阴的作用，能调节内分泌，主要是调节皮质激素的节律。所以同一科属的中药，同中有异，异中有同。异中有同，我们就能看到药物之间的共性；同中有异，我们就能看到药物之间的个性，这样就能很好地去把握百合治疗肿瘤的指征——阴虚有痰。关于什么样的患者是阴虚有痰的，要去学习我们的诊断学。

三、人参和五味子

人参和五味子这两个药看似风马牛不相及，实际上它们有很多药理活性相同，也有很多药理活性不同。

人参含有人参皂苷，五味子含有五味子醇，两个药的化学成分不一样，但是它们有相似的药理活性。第一，它们相同的药理活性都体现在有适应原样的作用。人参治少气懒言、乏力、没有精神。患者食用五味子以后，也会变得很有精神。五味子不光是个酸泻的药物，它还是个补药，既有酸泻的作用，又有收敛的作用，比如四神丸。五味子又能补气，它和人参的功用非常相似。它有人参的适应原样作用，能治疗乏力，增强心脏的收缩力。第二，人参能增强心脏的收缩，五味子也有这个作用，例如生脉散。不光是生脉散，李东垣经常把人参和五味子合在一起用，比如李东垣的清暑益气汤。

当然，五味子和人参也有不同的药理活性，五味子是酸的，能够保肝。而且五味子和人参有一个很重要的不同点：五味子是一个免疫抑制剂，而人参是一个免疫增强剂。在药理上它们同中有异，异中有同。这两个药物值得我们去思考。

小青龙汤用干姜、细辛、五味子，五味子在这里的作用有两个：第一，五味子是一个免疫抑制剂，有免疫抑制作用，能减少肺部的炎症应答，尤其是治疗伴有气道高敏的炎症应答，比如过敏煎就用五味子，它能增强细辛的免疫抑制作用；第二，五味子能解除平滑肌的痉挛，感染导致呼吸道痉挛的时候，痰就不容易被咳出来，干姜、细辛、五味子是一个标准的配伍。

四、三七、商陆和人参

三七、商陆和人参有一些区别，商陆又叫土人参，南方人用三七来补气，经常用来治疗气虚、血虚。三七有补气养血的作用，而商陆有补气利水的作用。如果是兼有实邪的患者，三七补气可以活血，商陆补气可以利水。

三七含人参皂苷，所以三七能补气。但是三七和人参也有不一样的地方，三七不仅含有人参皂苷，能补气，还能养血、活血和止血，这是三七和人参的区别。而商陆在南方又叫土人参，也是用来补气，但它补气能软坚行水，所以疏凿饮子就用商陆。

三七、商陆、人参三个药都能补气。只不过三七能补气活血，而商陆能补气行水，是一个攻补兼施的药物，它跟人参的区别就在这里。

人参的补气活血作用可以通过配伍来实现，比如用人参配五灵脂就是一个补气活血的配伍。人参补气偏呆，用人参补气时为了破它的呆滞，有两个办法：一是人参配莪术，二是人参配莱菔子。众所周知，莱菔子能拮抗人参的补气作用。实际上最经典的配伍就是人参配五灵脂。

如果要补气行水，不太适合选人参，可以选黄芪，用黄芪去配防己。这是《金匮要略》的方，黄芪配防己就能补气行水。商陆也有这个作用，一味药就可以发挥补气行水的作用。三七同样具备补气活血的作用，这也是人参配五灵脂的作用，一味三七就可以发挥补气活血的作用。

当然，三七的补气活血和人参配五灵脂的补气活血又有不同。因为五灵脂是寒号鸟的大便，又有化浊的作用，人参配五灵脂的补气活血擅长于化浊，可以用来治疗肠道的瘀血，也就是说，这种补气活血擅长于化浊，针对伴有浊邪的瘀血，比如肠道的瘀血，比如高脂血症等。

黄芪配防己的补气行水和商陆补气行水的作用还是有区别的。黄芪走表，但是商陆不具备走表的作用。它们的作用同中有异。实际上，中医的每一个用药配伍，都是不能随便替换的。如果你的每一个处方、每一味药，可以随便换来换去，那你的处方针对性不强。

五、标本兼治与标本缓急

1.泽泻汤

《金匮要略·痰饮咳嗽病篇》曰："心下有支饮，其人苦冒眩，泽泻汤主之。"泽泻汤用泽泻五两、白术二两，泽泻和白术的比例是5：2。它的剂量大概就是泽泻15克、白术6克，或者是泽泻30克、白术12克，具体用量根据情况来调，一般传统的折算方法为汉代的1两相当于今天的3克。《伤寒论》中药物剂量的折算方法究竟是怎样的，先不去考究它，这里要注意泽泻汤剂量的比例是5：2。

泽泻汤是一个化痰利饮的方，本虚标实，脾虚生痰饮，用白术；标实就是患者有痰饮，苦眩冒，标实用泽泻。张仲景的方见效之所以这么快，是因为他的方擅长于治标，《伤寒杂病论》中治标的方非常多。在标本兼治的时候他是以治标为核心的，所以他的方见效很快。泽泻汤用泽泻五两、白术二两，但是传统中医会告诉大家应该是白术五两、泽泻二两，很多人认为治病必求之于本。而张仲景的方见效快，恰恰就在于他擅长于"治标"。

2.厚朴生姜半夏甘草人参汤

厚朴生姜半夏甘草人参汤治脾虚的人发汗后腹胀满。方中的甘草、人参剂量很小，但是厚朴、生姜剂量很大，这个方的目的是治标。

张仲景用厚朴生姜半夏甘草人参汤治疗脾虚腹胀。如果人参、甘草剂量大，厚朴、生姜、半夏剂量小，也有效，就是见效很慢。一剂厚朴生姜半夏甘草人参汤吃下去就能缓解症状。但是，厚朴生姜半夏甘草人参汤见效也就几天，四五天之后就不见效了，因为这个时候胀已经减轻，病机变成以脾虚为主，剩下的那点胀，要以健脾为主，稍加理气药。所以厚朴生姜半夏甘草人参汤治疗腹胀只能治七分，后面三分治不好。重用人参、甘草，减轻厚朴、生姜、半夏的剂量，就又有效了。当然大家不一定这么用，还可以用小建中汤、理中汤等，不一定非要这么教条。

3.厚朴三物汤和小承气汤

比较厚朴三物汤和小承气汤，大家会发现厚朴三物汤治"痛而闭者"，就是大便不通、肚子胀。厚朴擅长理气，所以厚朴三物汤重用厚朴。而小承气汤主要是因为大便出不来，以通便为主，所以重用大黄。小承气汤中大黄比厚朴是2：1，两份大黄、一份厚朴，叫作小承气汤；但是厚朴三物汤中厚朴是八两、大黄是四两，厚朴比大黄是2：1。而且厚朴三物汤里枳实的量也增加了，厚朴三物汤是理气，枳实重用，用的是5枚；而小承气汤中枳实是3枚。如果按照现在使用药物的习惯折算，小承气汤中大黄是12克，厚朴是6克，枳实是6~9克。厚朴三物汤里厚朴是24克，所以我们经常将厚朴用到24~30克，枳实用到15~20克，有时候也用到30克，再加小剂量的大黄，这个比例就完全和小承气汤不一样。所以张仲景用小承气汤要"微和胃气，勿令之大泄下"。大便出来以后，后面稍微有点稀溏了，就不要再用药了。而厚朴三物汤主要是治疗气滞导致的大便不好解，服药以后能止痛，能促进大便排出。小承气汤和厚朴三物汤一个擅长于通便，一个擅长于理气。

4.小半夏汤和生姜半夏汤

小半夏汤重用半夏，半夏和胃降逆，能止呕；而生姜半夏汤重用生姜，生姜有辛窜开窍的作用，治疗痰饮闭窍——"彻心中愦愦然无奈者"的作用很强，这个方治疗痰饮导致的心烦——躁狂型抑郁症，这是个情志病，重用生姜，因为生姜能宣通。小半夏汤重用半夏，强调和胃止呕。这两个方，一个治疗情志病，一个治疗消化道疾病。我们用生姜半夏汤时，常用30克生姜，原方是生姜汁，但是生姜汁不好取，患者也嫌麻烦，直接用生姜也有效。其实姜汁效果更好，把生姜放点水捣烂，捣完以后去渣留汁，就是姜汁。

5.四逆汤

《伤寒杂病论》说："少阴病，下利清谷，里寒外热，手足厥逆，脉微欲绝，身反不恶寒，其人面色赤，或腹痛，或干呕，或咽痛，或利止脉不出者，通脉四逆汤主之。"通脉四逆汤证有格阳，而且脉搏都要摸不到了。方中炙甘草用二两，生附子用大者一枚，干姜三两，强人干姜可用到四两，折合成现代剂量大概是12克。通脉四逆汤证其实就是休克了，摸不到脉。"身反不恶寒""面色赤"其实就是休克早期。休克早期甚至可以出现代偿性脉搏次数增加，但脉搏没有力气的情况，休克早期血压还可能代偿性升高，也可能出现面红。很多人鉴别不了休克早期，休克早期通常不是四肢冰凉。休克早期持续的时间很短，一般就是几十分钟，有的十几分钟，如果这个时候没有及时抢救，后面就比较麻烦了。

张仲景采用通脉四逆汤用于休克早期。面色赤者，加点葱；腹痛加芍药；呕加生姜；咽痛去芍药加桔梗；利止脉不出者，去桔梗加人参，之所以加人参，是因为人参能增强肌肉收缩，增强心脏的收缩，这样就能使心脏输出量增加，抗休克。而且方后还告诉你"病皆与方相应者，乃服之"。就是说通脉四逆汤的使用要非常小心，弄不好的话吃了要出问题。这个方的加减法很考究，大家要仔细去看它的加减法。

通脉四逆汤其实就是用于抢救休克，而这个休克属于休克早期。休克的治疗特点是越早期抢救，休克越容易恢复。进入休克中期就比较麻烦；休克晚期所谓的不灌不流，就很难恢复了。所以才说"少阴病，脉沉者，急温之，宜四逆汤"。四逆汤、通脉四逆汤的特点就是"急温之"，什么叫作"急温之"？附子是生用，生附子温阳散寒的作用很强。但是生附子温补的作用就没有了，制附子是可以温补的。附子生用时，发挥温阳散寒的作用，没有温补的作用，这点一定要注意。比如《近效方》术附汤，"治风虚头重眩，苦极，不知食味，暖肌补中，益精气（《金匮要略·中风历节病篇》）"，这里就是利用附子温补的作用，这里的附子是炮附子。而且术附汤中白术剂量也很小，大剂量白术擅长于除湿，小剂量白术能补中。

在《伤寒杂病论》里关于附子温补作用的应用还有一个方——肾气丸。肾气丸用的附子是炮附子。当然，用来做丸剂的附子本身就要炮制，用生附子容易中毒，用炮附子不容易中毒。另外，附子无姜不热，为了增强附子的温性，要配干姜。

四逆汤中干姜是一两半，而通脉四逆汤附子用"大者一枚"，较之四逆汤的附子一枚重用了一点，干姜是三两到四两，这还是"急温之"的用法。通脉四逆汤治疗的是休克早期，症状比四逆汤更严重，所以干姜和附子的剂量是加大了。张仲景经常喜欢把剂量加大的、很重要的药命名成方名，比如白通汤就用葱白代替四逆汤中的炙甘草。张仲景没有把通脉四逆汤叫作干姜四逆汤，之所以叫通脉四逆汤，主要是因为脉不出就会休克了。通脉四逆汤证的脉非常的细，脉摸不清楚，早期还有点脉数，脉没有力气，他用这个方是为了让脉出来，所以叫通脉四逆汤，就是一个抗休克治疗。

其实《伤寒杂病论》其他地方也用到炮附子，比如真武汤、附子汤，都是少阴阳虚夹饮，"病痰饮者，当以温药和之"，这里有个"和之"，不属于"急温之"的范畴，包括麻黄附子甘草汤、麻黄细辛附子汤都不属于"急温之"的范畴。众所周知，四逆汤用的是"急温之"的办法，治疗严重的寒邪，用的是生附子。在《伤寒杂病论》中有的方用的是制附子。我们这里主要是说明通脉四逆汤和四逆汤的区别，通脉四逆汤的干姜较之四逆汤翻倍了，由一两半变成三两、四两，附子由一个普通附子变成一个大附子。所以它最重要的是把干姜剂量翻倍了，甚至体质壮实的人可以用到四两，因为附子无姜不热。张仲景这样用是为了快速地散寒回阳救逆，从而治疗休克。

所以张仲景的方更擅长于治标还是治本？非常值得大家去思考。他什么时候治标，什么时候治本？为什么经方见效这么快？大家需要去思考他的配伍背后更多的规律。传统中医讲的治病必求于本，这也是《黄帝内经》中的话。这句话的最真实的意义是什么？大家也要去思考。

第六节　疏肝清肝

一、茜草科

茜草科的药物都入肝经。茜草入肝，例如肝着汤用旋覆花、茜草。巴戟天属于茜草科，它补肝，所以巴戟天擅长于治疗肝肾亏虚的筋病。白花蛇舌草和栀子清肝，钩藤平肝。这几个药都属于茜草科。它们都入肝经，不外乎是茜草疏肝，巴戟天补肝，白花蛇舌草、栀子清肝，钩藤平肝。

二、龙胆科

龙胆科的代表药物是龙胆草和秦艽。龙胆草含苷，秦艽含生物碱。这两个药物的共性是都有清肝的作用，秦艽可以清肝，龙胆草也可以清肝。但是一定要记住，这两个药物有一些区别。龙胆草治疗肝经湿热。而秦艽不光是清肝、治湿热；还可以治阴虚，例如骨蒸潮热，只要是肝经的骨蒸潮热，它都有效；秦艽还可以抗过敏，这是龙胆草所没有的功效。另外，龙胆草又有一个秦艽没有的特点，龙胆草味苦，苦能健胃，小剂量的龙胆草（0.5~1克），饭前服用能开胃，饭后服用败胃，大剂量服用也败胃。我们的《脾胃病研究》讲过龙胆草研成末服用，小剂量健胃。

虽然它们的成分一个是苷，一个是生物碱，但是它们都属于龙胆科，都有共同的清肝作用。因为它们的成分不一样，一个含苷，一个含生物碱，所以它们的药理作用又有点区别：秦艽能治疗阴虚，龙胆草含有的苷特别苦，能健胃。

三、丹皮与芍药

丹皮含芍药苷和丹皮酚，所以丹皮和芍药很多功能是相同的。我们在清肝、凉肝、缓肝的时候，常用丹皮，比如丹栀逍遥散。但是丹皮和芍药还有不同点：丹皮又含丹皮酚，丹皮酚决定了丹皮有凉血的作用。所以丹皮、芍药同中有异，异中有同。两个药经常在一起配伍使用，增强疗效。丹皮、芍药两个药相须为用，起协同作用，使用这个配伍的处方很多，丹栀逍遥散也是这么配的。一般认为，白芍重气分，丹皮重血分。我的体会是白芍和赤芍作用的差别不是很大，但是丹皮和芍药的作用有明显的区别。

四、乌梅与芍药

芍药是少阳经药，乌梅是厥阴经药，是厥阴病本证的主药，即针对主证的药物不用芍药，而是用乌梅。不是说厥阴病不能用芍药，而是说厥阴病的截药（截断法）不用芍药，它的截药是乌梅。正因为厥阴病的截药是乌梅，所以升麻鳖甲汤加一个乌梅就成了乌梅丸。升麻鳖甲汤里有花椒、桂枝或肉桂（《肘后备急方》《千金方》阳毒用升麻鳖甲汤，无鳖甲有桂），再加乌梅，就是乌梅丸！

但是大家注意，少阳病的截药是芍药，不是乌梅。关于芍药和乌梅的区别，大家记住一点：便秘用芍药，腹泻用乌梅。《伤寒论》说："设当行大黄、芍药者，宜减之，以其人胃气弱，易动故也。"芍药能通便，所以你只要见到肝胆的症状，如果搞不清楚是在少阳还是厥阴，那就记住这句话：便秘就用芍药，腹泻就用乌梅。腹泻的意义很广，大便次数多、大便稀、便溏都算是腹泻，就可以用乌梅，要注意腹泻不一定泻得很厉害。"便秘用芍药，腹泻用乌梅"这话说得也不对，应该是"久利用乌梅"，不是"腹泻用乌梅"。因为芍药也可以见到腹泻，比如黄芩汤，"太阳与少阳合病，自下利者，与黄芩汤；若呕者，黄芩加半夏生姜汤主之"。所以芍药也能治腹泻，但是芍药所治的腹泻与乌梅所治的腹泻区别很大。乌梅丸治的是久利，是长期的腹泻，平时大便就稀溏或者大便次数就多，习以为常的，就用乌梅。而芍药治的腹泻是急性腹泻，比如上吐下泻，这是急性胃肠炎，或单纯的急性腹泻，这是急性肠炎，还有化疗用伊立替康导致的腹泻，这些都是急性的肠道炎症，这时可以用芍药。急性的腹泻，包括痢疾也可以用芍药。痢疾可以当成便秘来治，这就是通因通用。所以大家要记住一条：便秘用芍药，久利用乌梅。乌梅丸又主久利，"久"字不是乱说的，是长久的"久"。大家读《伤寒杂病论》往往不注意"厥阴病主'久'利"。原文为："伤寒脉微而厥，至七八日肤冷，其人躁，无暂安时者，此为脏厥，非蛔厥也。蛔厥者，其人当吐蛔。今病者静，而复时烦者，此为脏寒。蛔上入其膈，故烦，须臾复止；得食而呕，又烦者，蛔闻食臭出，其人常自吐蛔。蛔厥者，乌梅丸主之。又主久利。"这条在讲乌梅丸"又主'久'利"。有的人把"久"字忘掉了，成了"又主利"。这样读《伤寒杂病论》是读不通的。

五、连翘和女贞子

连翘和女贞子是一组对药。连翘有清热解毒的作用，是疮家圣药。女贞子是一个养阴补虚的药。有人说这两个药风马牛不相及，相差十万八千里，不能放在一起讲。其实这两个药有关系。连翘和女贞子都属于木犀科植物，这两个药有共性。麻黄连翘赤小豆汤之所以能治黄疸，是因为连翘含有齐墩果酸，有保肝的作用，它能治疗肝炎的黄疸。所以麻黄连翘赤小豆汤选择连翘，不选金银花是有原因的。后世还有一个甘露消毒丹，它也是治肝经湿热。甘露消毒丹里恰恰就有连翘没有金银花，也是因为连翘含齐墩果酸，它有保肝的作用。中医讲的"肝"和西医讲的"肝"不完全相同。中医讲的"肝"范围更广一些。但是，西医讲的"肝脏"包括在中医的"肝"之内。即中医和西医讲的"肝"，同中有异，异中有同，并不是说中医讲的"肝"就跟西医讲的"肝"一点关系都没有。有人认为中医的"肝"是无形的，西医讲的"肝"是一个有形的脏器，也不对。中医、西医两套医学体系有同有异。如果说西医的"肝脏"跟中医讲的"肝"没关系，那西医诊断出的肝炎黄疸，中医治疗时为什么要用茵陈呢？中医治疗肝经湿热用茵陈蒿汤，治疗肝经寒湿用茵陈五苓散。

还有其他药也含有齐墩果酸，比如女贞子，它和连翘一样都是木犀科植物。女贞子也含齐墩果酸，代表方是二至丸，也能保肝。所以很多肝病专科医生养肝阴时喜欢用二至丸，就是因为女贞子含齐墩果酸。

女贞子和连翘都具有保肝的作用。连翘还有其他成分，具有清热解毒的作用，所以连翘用于肝炎急性期，用于实证。伤寒学的麻黄连翘赤小豆汤和温病学的甘露消毒丹都可以用于实证的肝脏疾病。而治疗虚证的二至丸除了含有齐墩果酸，还有其他成分，可以补虚。所以，连翘和女贞子两个药物一虚一实，都能保肝。

白花蛇舌草是一个清热解毒的药物，好多肿瘤科医生喜欢用它来治肝癌、肝炎。传染科用它，肿瘤科也用它。白花蛇舌草也含齐墩果酸，也具有保肝的作用，所以这些药物同中有异，异中有同，搞清楚它们背后的机制很重要。

有人说我用西医来解释中医，这种做法不科学。其实我可以不用西医解释中医，我可以从中医的角度给大家讲甘露消毒丹、讲麻黄连翘赤小豆汤、讲二至丸，我告诉你二至丸能养肝阴，麻黄连翘赤小豆汤、甘露消毒丹可以治肝经湿热，我完全可以不提齐墩果酸。不是说我一定要用西医才能把中医讲清楚，而是通过告诉大家它们共同的成分，你立刻就能知道它们相同的作用是什么，它们的异同是什么。你就能更好地去理解《伤寒论》和《金匮要略》的一些学术思想。不是说我非得要用齐墩果酸才能把它们讲清楚，但是中西汇通可以让大家更简单、更直接地看待这个问题。

六、牡蛎与鳖甲

牡蛎和鳖甲有什么区别？大家记住少阳用牡蛎，厥阴用鳖甲。所以小柴胡汤"胁下痞硬，去大枣，加牡蛎"就是这个原因。再比如"见肝之病，知肝传脾"，肝郁脾虚的少阳与太阴同病的柴胡桂枝干姜汤也用牡蛎。因为它是慢性病，更容易出现胁下痞硬，就用牡蛎。所以病变在少阳，出现胁下痞硬，当然该用牡蛎。如果病在厥阴就用鳖甲，所以鳖甲煎丸用鳖甲，升麻鳖甲汤用鳖甲，青蒿鳖甲汤还用鳖甲。青蒿鳖甲汤里的青蒿在少阳，鳖甲在厥阴，属于厥阴转出少阳，治疗伏邪。

第七节 理气开胃

一、姜科

关于姜科的药物，大家接触生姜比较多，生姜的特点就是理气、温中，姜科的药物都具有理气、温中的作用。姜科药物辛香走窜，辛味药辛窜，所以理气；"辛"者"温"也，所以温中。"辛温"就温中，"辛窜"就理气，所以理气、温中是姜科植物的共性。它们主要的物质基础就是挥发油。挥发油就是可以挥发的油性物质，大家闻一闻生姜，就能闻到它的味道，那是挥发油挥发到空气中的味道。

生姜、干姜、高良姜都有健脾的作用。高良姜还有暖肝的作用，所以良附丸用香附配高良姜，适合于肝经有寒之人，并能发挥健脾作用。单纯健脾的话就用干姜，比如理中丸用干姜配白术。它们都有健脾的作用。

第二类姜科药物是莪术、郁金、姜黄。这三种药都具有活血作用，三种药里都含有榄香希。另外姜黄含有姜黄素。这三种药物的特点就是能活血，同时能理气、开胃。莪术、郁金、姜黄都具有理气的作用，郁金能治疗情绪烦躁、抑郁，所以叫郁金，它能理气；莪术也能理气，张锡纯用人参配莪术，也有开胃作用；姜黄也具有开胃的作用，印度人就用它当作香料。

砂仁、白豆蔻、草豆蔻、草果、益智仁也属于姜科药物。这些姜科的药物都有开胃的作用。不过它们也有个性，表现在：益智仁能补肾，砂仁也能补肾，白豆蔻能解表，草果用来治疗瘟疫，例如达原饮主要就靠草果治疗苔白厚如积粉。

姜科药物大多含挥发油，具有理气、温中的共性。比如生姜、干姜、高良姜中生姜能解表，干姜温里，高良姜除了温里，还能暖肝，比如良附丸。莪术、郁金、姜黄都具有活血的作用，还能理气、开胃。砂仁、白豆蔻、草果、益智仁都能开胃。这些姜科药物共同的物质基础都是挥发油，理气、温中、健脾、暖肝就是它们的功效。

二、芸香科

芸香科药物很香，"香"就说明它们含挥发油，有理气的作用。我们闻到的香味就是挥发出来的挥发油。常用的芸香科药物包括陈皮、青皮、枳实，这些都是理气的药物。陈皮、青皮、枳实都是芸香科药物的果实，甚至是没成熟的果实，比如枳实用的是整个未成熟的果实，还可以用枳壳。陈皮用的是皮，青皮用的是未成熟的果实或皮。

香橼、佛手也具有理气、疏肝的作用。芸香科药物还包括吴茱萸和花椒，这些都能用作香料，也能疏肝理气。吴茱萸、花椒能温肝，性刚；而香橼、佛手疏肝，性柔。对正常的肝脏，我们常常忌刚用柔，常用香橼、佛手的柔和；除非肝经有寒，用吴茱萸、花椒去疏肝。

陈皮和青皮的区别是：青皮更擅长于疏肝，陈皮更擅长于理脾胃之气。理气，要么是理脾胃之气，要么是理肝胆之气，这是常见的气机改变。

芸香科药物的共性是都含挥发油，从这里大家可以领会到它们的药理特性。

三、蔷薇科

蔷薇科药物味酸，酸味药物就具有疏肝、涌泄的作用，同时又具有收敛的作用，这是蔷薇科药物的共性。

第一类蔷薇科药物，比如玫瑰花、月季花、绿萼梅都有疏肝的作用。我们可以用玫瑰花疏肝，没有玫瑰花就用月季花，月季花和玫瑰花很像，但是月季花月月开，还有绿萼梅也能疏肝。

第二类蔷薇科药物，例如山楂，它是果实，具有疏肝健胃的作用。

第三类是地榆、仙鹤草，地榆也是酸味药。肝主藏血，地榆和仙鹤草能收敛止血。

第四类是乌梅和木瓜。乌梅和木瓜都具有疏肝的作用，同时能收敛，治疗腹泻、久利，久利属于厥阴病。木瓜也可以治疗久利，王孟英就用木瓜来治疗痢疾。治疗久利是这类药物的特点。

第五类包括金樱子、覆盆子，都能收敛。金樱子、覆盆子收敛，用来治疗遗精、早泄。

第六类蔷薇科药物是杏仁、桃仁、郁李仁，和其他药物有点不同，这类药物用来通便。为什么不用它们疏肝收敛呢？因为这三种药物用的是植物的种子，它们的种子含植物油，含有植物油多的种子都能通便，这时就没有用它们疏肝的特性。

第七类蔷薇科药物是枇杷叶，用的是叶子。枇杷叶能治咳嗽，对木火刑金的咳嗽、久咳效果最好。我们有吴门验方枇杷止咳饮、枇杷养胃饮、枇杷清肝饮，都用到枇杷叶。枇杷叶能清肺、清胃、清肝，主要是有清肝的作用。

蔷薇科药物的特点是都入肝经。比较特殊的是：金樱子、覆盆子入肝肾二经，补虚收敛，用来治疗阳痿、早泄；玫瑰花、月季花、绿萼梅能疏肝；乌梅、木瓜、山楂都有疏肝作用；地榆、仙鹤草具有收敛作用。

杏仁、桃仁富含植物油，能通大便，枇杷叶能治疗咳嗽，这三种药都属于蔷薇科药物。杏仁和桃仁都含有苦杏仁苷，所以杏仁、桃仁都能止咳，不外乎杏仁止咳在气分，桃仁止咳在血分。苦杏仁苷作用于支气管的黏膜上皮，发挥祛痰镇咳的作用，这是苦杏仁苷的药理作用。

枇杷叶也含苦杏仁苷，所以枇杷叶能治疗咳嗽。枇杷叶是中医治疗咳嗽的一个常用药物，例如吴门验方枇杷止咳饮就利用枇杷叶来止咳，实际上它主要的活性成分就是苦杏仁苷。杏仁、桃仁、枇杷叶都含有苦杏仁苷，它们都是蔷薇科药物。

另外枇杷叶还含有熊果酸和齐墩果酸。前面讲过熊果酸和齐墩果酸具有保肝、降脂、降酶的作用。枇杷清肝饮能治疗肥胖、脂肪肝，就是因为枇杷叶里富含熊果酸、齐墩果酸。枇杷叶能保肝、降酶、降脂，能减肥。

此外枇杷叶还有一个特点，它含有B族维生素和挥发油。正因为枇杷叶富含B族维生素，所以枇杷养胃饮能治疗口疮、口唇皲裂。同时枇杷叶还有挥发油。众所周知，挥发油能促进肠道的蠕动，所以有促进胃动力作用。不过枇杷叶含的挥发油不多，因为枇杷叶的味道并不重，它没有明显的芳香味道。它含有一定的挥发油，有一些促进胃肠道蠕动的作用。但是它含有大量的B族维生素，能促进黏膜上皮的修复，所以能治疗口疮、口唇皲裂。

所以，枇杷叶含有苦杏仁苷，能止咳，例如枇杷止咳饮；含有熊果酸、齐墩果酸，具有保肝、降脂、降酶的作用，例如枇杷清肝饮治疗脂肪肝、肥胖；还含有维生素、挥发油，能促进黏膜的修复，例如枇杷养胃饮。这三个处方在吴门验方里都可以找到，大家知道了枇杷叶的药理，再回过头去理解吴门验方，就能明白后面的配伍机制。

第八节　攻下中药

一、蓼科

蓼科的药物主要是大黄、虎杖、何首乌和夜交藤。

大黄是个代表性药物，它产自四川又叫川军，能通里攻下，具有通大便的作用。虎杖和大黄一样含有蒽醌类化合物。这些蓼科植物都含蒽醌。这种蒽醌类化合物的一个共同特点就是能通大便，最主要的就是蓼科的大黄。

当然在非蓼科植物里也有含蒽醌类化合物的药物，代表性药物是番泻叶和芦荟。番泻叶和芦荟也含蒽醌，但主要是蓼科植物里含蒽醌比较多，最具代表性的是大黄、虎杖、何首乌。

虎杖含有蒽醌，所以虎杖也能通大便，但是虎杖还有一个好处，它含白藜芦醇能促进组织的修复，所以特别适合用来治烧伤、烫伤。虎杖用来治烧伤、烫伤能减轻局部的皮损，促进皮肤的修复，而且不容易留下瘢痕。这是虎杖的特殊作用。

何首乌富含卵磷脂，卵磷脂是神经系统生长发育所必需的物质，它具有抗衰老的作用，能维持神经系统的生长发育。我们的中枢神经系统需要卵磷脂，何首乌就富含卵磷脂。而且何首乌也含蒽醌，所以何首乌也能通便。生首乌的通便作用强，制首乌的通便作用弱，因为加热可以破坏蒽醌类物质。何首乌富含卵磷脂，还抗衰老，养血，所以何首乌还能乌发。我们的血细胞代谢快，需要不断地合成新的血细胞，需要卵磷脂。何首乌还有个特殊的功效，它是一个免疫抑制剂，能抑制淋巴瘤的生长，所以它对淋巴瘤有效，这是何首乌的特点。

夜交藤是何首乌的藤，夜交藤能安眠，治疗失眠。夜交藤还能治过敏，如果一个过敏的患者伴随失眠，首选夜交藤。何首乌也能抗过敏，它是个免疫抑制剂。何首乌和夜交藤来自同一个植物的不同部位，具有相似的化学成分，就具有相似的功能。具有不同化学成分的药物就具有不同的功能。所以一个淋巴瘤患者如果合并失眠，可以开夜交藤，它跟何首乌一样具有抗淋巴瘤的作用。大家去看很多治疗淋巴瘤的验方，里面会用到夜交藤，这就是为什么明明是治疗淋巴瘤，却会开出夜交藤的原因。如果你觉得治疗淋巴瘤开夜交藤说明医生水平低，是因为你没有搞懂背后的规律。

夜交藤是何首乌的藤，何首乌具有抗过敏和抑制淋巴瘤的作用，夜交藤也有这些作用。夜交藤治疗失眠的作用更强，如果患者伴有失眠，夜交藤比首乌能更迅速地缓解失眠的症状，也就是说它的针对性更好。

大黄、虎杖、何首乌、夜交藤这些药，同中有异，异中有同。相同点是都含蒽醌。不同点是虎杖除了含蒽醌还含有白藜芦醇，促进组织的修复，能治烫伤。何首乌含卵磷脂，能抗衰老，抑制免疫，治疗淋巴瘤，同时养血，因为血细胞的合成需要卵磷脂。夜交藤也具有抑制免疫、抗淋巴瘤的作用，因为它和何首乌是一个植物；但是它安眠作用强，更擅长于治疗失眠。另外由于夜交藤含的蒽醌类成分非常低，所以夜交藤没有明显的通便作用。大黄含的蒽醌类成分最高，所以大黄的通便作用最强。

虎杖是蓼科植物，主要含两类成分：蒽醌和白藜芦醇。蒽醌类化合物就是它通便的物质基础。它和大黄一样含有蒽醌和蒽醌苷，所以具有类似大黄的通便作用，大剂量的虎杖可以通便。

虎杖还含有大量的白藜芦醇，这是它和大黄的一个区别。白藜芦醇是目前比较明确的一个抗肿瘤和预防肿瘤发生的药物成分。这也就是为什么虎杖不光能通便，还能治疗水火烫伤、能保肝的原因。本来虎杖就是治疗肝脏疾病的常用药物，虎杖具有保肝退黄、抗病毒的作用，虎杖对多种病毒有抑制作用。

阳明在经用白虎汤，阳明在腑用承气汤。持续的炎症反应抑制胃肠道蠕动导致便秘，所以由阳明在经到了阳明在腑。一是炎症活动抑制胃肠道的蠕动导致便秘。二是全身炎症反应——大热、大渴、大汗导致脱水，脱水以后肠道的液体过分吸收，食物残渣在通过降结肠之后进入乙状结肠，水分要在这里彻底吸收，形成成型的大便。如果患者体液丢失，水分会过度吸收，形成坚硬干燥的大便。而虎杖这个药兼有在经在腑的治疗作用，它有强烈的抗炎作用，比如治疗水火烫伤，同时它又有通便的作用，所以它既能治阳明在经的疾病，又能治阳明在腑的疾病，这是它的特殊性。农村老百姓一般都用它来治疗烫伤，治疗肝炎，而且在本草类书中记载虎杖还能治疗癥瘕积聚，有治疗肿瘤的作用。

二、大戟科

大戟科药物的共性就是峻下逐水。大戟和甘遂都含有大戟苷或者醇，具有泻下和攻逐水饮的作用。这个作用比较峻猛一些，下之后需要补，否则患者会感到很乏力。而且大戟科药物不能长期使用，或者攻补兼施、间断使用。泽漆也是大戟科药物，它是很温和的一个药。泽漆用的是苗，药效很温和，剂量可以用到30~120克，但这个药用量大容易引起恶心呕吐。《金匮要略》的泽漆汤就是大剂量泽漆配大剂量生姜，防止出现呕吐。

大戟科还有两个峻下的药物就是千金子和巴豆，巴豆需要去油。大家可能很少使用大戟科的药物。如果要长期服用大戟科药物，泽漆最安全。《金匮要略》的泽漆汤治疗"咳而脉沉者"，就是因为泽漆药性温和。

第四章　药理求异

第一节　清热利湿

一、黄芩、黄连、黄柏

厥阴病退热的基本方法是黄连配黄柏，而不是黄连配黄芩，大家要注意，这是一个很大的区别。我们知道黄芩泻少阳的火，肝胆经有少阳、有厥阴，黄芩和黄柏的泻火作用截然不同。黄芩泻火重在泻三阳里少阳的火，而黄柏泻火是泻内伤上火——阴虚的火。所以厥阴病的用药特点都是把黄芩变成了黄柏，比如乌梅丸、白头翁汤、白头翁加甘草阿胶汤。

厥阴病寒热错杂证主要是用乌梅，即乌梅丸。但是当把乌梅换成了厥阴热化证的药物时，乌梅丸就变成了白头翁汤。如果考虑到久利兼少阴血虚，加甘草、阿胶，就是白头翁加甘草阿胶汤。少阴和厥阴的配伍，一个是黄连、黄芩，一个是黄连、黄柏，一个在少阴，一个在厥阴。黄连配黄芩是少阴病特有的配伍。例如少阴热化证的黄连阿胶汤证。从此可引申出对黄土汤和三物黄芩汤的思考，还可以看到黄连阿胶汤（少阴）和乌梅丸（厥阴）的区别，一个是用黄芩、黄连，一个用黄连、黄柏。

一个患者腹股沟出汗，这是中医讲的湿热下注，我们讲柴妙饮时反复讲过。西医研究发现结直肠癌好发于男性，它不光受生活方式的影响，还受雄激素的影响。这个患者前额脱发，他其实是一个高雄激素水平的人。结直肠疾病受雄激素的影响，所以一个高雄激素水平的人容易出现湿热下注、相火妄动这些症状。厥阴病篇的乌梅丸和白头翁汤都是用黄连和黄柏，而少阳病用黄芩，就是这个原因。黄连和黄柏两清心肾来治相火妄动。如果是厥阴病，不应该用黄芩，而应该用黄连和黄柏。相火妄动之所以要清心，因为心是诱发相火妄动的一个重要原因。所以青年男性的相火妄动，首先是看见美好事物导致心神动摇，从而出现一系列症状。我在以前的处方里给患者用了黄芩，因为他之前饮食不好，我用了甘露消毒丹改善他饮食，因为疾病转出少阳了。现在他饮食好转，又回到了单纯的厥阴病症状。我就把甘露消毒丹去了，回过来治他的厥阴病，治他腹股沟出汗。我把黄芩去了，加黄连，处方里本身有乌梅，这就是一个连梅汤。患者手心潮，还有点红，已经用到黄连了，再加肉桂，合上黄连就是交泰丸。他以前睡觉不好，梦多，所以加一点肉桂进去。

二、茯苓、猪苓、泽泻

五苓散用桂枝、白术、茯苓、猪苓、泽泻，这是张仲景"病痰饮者，当以温药和之"的一个基本大法。这个方用茯苓、猪苓、泽泻利水渗湿；用白术健脾，因为脾虚则生湿；用桂枝温阳和之，这就是五苓散。这是他治痰饮病的一个基本配伍。当然，如果肾阳虚用附子，还有一些其他变化，但总体的思想是这样。好多人搞不明白怎么区别茯苓、猪苓、泽泻，认为用茯苓就可以用猪苓，用猪苓就可以用泽泻。其实它们有区别。

1.茯苓

茯苓走太阴经，健脾利湿，或者说健脾渗湿，所以四君子汤用它。桂枝茯苓丸也用它来治疗子宫肌瘤。因为脾主肌肉，所以桂枝茯苓丸不叫桂枝泽泻丸，也不叫桂枝猪苓丸。桂枝茯苓丸治子宫肌瘤，治的是太阴病。

太阴病有两个代表方——苓桂术甘汤和茯苓甘草汤。苓桂术甘汤和茯苓甘草汤的区别在于：一个用白术，一个用生姜；白术健脾，生姜温胃。所以茯苓甘草汤治"水渍入胃"，是苓桂术甘汤去白术用生姜。"水渍入胃"就是胃里边停的都是水，一动就发出"哗哗"的响声。茯苓甘草汤专门把茯苓和甘草拿出来命名，而不是命名为"苓桂姜草汤"。首先从苓桂术甘汤就可以看到张仲景的配伍原则是强调治标。假如说他强调治本，"病痰饮者，当以温药和之"——桂枝治本，白术健脾治本，就应该是"术桂苓甘汤"，而不应该叫作"苓桂术甘汤"。张仲景是很有意思的一个人，他专门把茯苓和甘草拿出来命名为"茯苓甘草汤"，是因为这个病需要用汤剂，不能像五苓散一样用散剂。五苓散里的茯苓没有配甘草，可茯苓里的茯苓酸用中性水提取不出来，它需要酸性水，因此张仲景就用散剂，散剂到了胃里经过胃酸的作用，就能把茯苓酸溶解出来。但是，"水渍入胃"以后，胃里停的都是水，使得胃里的pH被中和了，它的酸性环境不像正常的胃那样，所以茯苓的吸收不好，因为它的有效成分溶解性不好，这时就要用汤剂，还要加甘草。所以张仲景专门把茯苓和甘草两个药拿出来命名，叫作"茯苓甘草汤"。张仲景的处方命名都是经过深思熟虑的。

2.猪苓

猪苓汤治疗少阴热化夹饮证，我们治小便不利用猪苓。比如膀胱癌、肾癌、泌尿系统感染，要用利尿药的时候，首先考虑猪苓。不过治疗泌尿系统感染有一点特殊，急性期感染常合并肝经湿热下注，用柴妙饮，它不完全选用猪苓。但是对慢性泌尿系感染、肾癌、膀胱癌等少阴病，都是用猪苓，比如猪苓汤。

3.泽泻

泽泻能泻肝胆之火。少阳、厥阴容易动风，所以泽泻汤就以泽泻为君药，治头晕。泽泻一味药就能泻肝、息风，饮动风眩就用泽泻。《金匮要略》有个泽泻汤，动少阳、厥阴之风，就可以用泽泻。

六味地黄丸（地黄、山药、山茱萸、茯苓、泽泻、丹皮）有"三补"和"三泻"，茯苓、泽泻、丹皮是它的"三泻"。中医所说的"阴虚火旺"的"火"是水不涵木导致相火妄动。所以六味地黄丸证的人常出现性冲动，相火妄动，喜欢手淫，但是性冲动的持续性不强，也就是说，他虽然性冲动阈值很低，但是持续性不强，频而不强，这就是相火妄动。泽泻和丹皮在这里的作用就是泻肾火。

张景岳的化肝煎用青皮、陈皮、芍药、丹皮、栀子、泽泻、浙贝母。肝藏血，丹皮凉血。三焦是气道，是元气运行的通道；又是谷道，是食物运行的通道；还是液道，是水液运行的通道。泽泻除少阳之湿。段光周老师一辈子研究化肝煎，把化肝煎用得出神入化，他的老师是彭履祥，他是学部委员、最早的一批院士。彭老有两法用得特别好，一法是和法，比如段光周老师用的化肝煎就是和法，一法是治疗痰饮。这两法有内在的关系，因为三焦为液道，"上焦得通，津液得下，胃气因和，身濈然汗出而解"。

六味地黄丸治的是肾阴虚，所以用丹皮和泽泻，这很好理解。金匮肾气丸用丹皮和泽泻是什么原因呢？"火"分龙雷二火，一个雷火，一个龙火，就是一个肾火，一个肝火，也就是一个是命火，一个是相火。二火升腾，水生木，木生火，生出来是君火，这就是君火、相火、命火。人维持日常活动靠的是君火，但是君火来自命火。命火化生相火，相火化生君火，即水生木，木生火。我们生存靠的是命、相二火。所以很多人吃了肾气丸会口舌生疮，龙火升腾，因此肾气丸里有丹皮和泽泻。如果这两个药力量还不够，加牛膝、车前子，就是济生肾气丸、十味肾气丸。

明白了六味地黄丸用丹皮和泽泻的机制，自然就能明白化肝煎的配伍。化肝煎中青皮疏肝，木来克土加陈皮，木火刑金加浙贝母。因为浙贝母可以清金平肝，这是治疗肝脏克土刑金。丹皮、芍药两个药相须为用，有协同作用。类似的配伍有很多，如丹栀逍遥散也是这么配伍。白芍重气分，丹皮重凉血。大家一般认为白芍在气分，赤芍在血分，我体会白芍和赤芍作用的差别不是很大，但是丹皮和芍药的作用有明显的区别。化肝煎还有一味泽泻。泽泻在《中药学》里被认为是归肾经，就是因为肾气丸里用了泽泻。它又被认为归膀胱经，因为泌尿系统感染可以用它。泌尿系统感染属于肝经湿热下注，先是导致早泄，最后导致阳痿。

五苓散用泽泻，是因为雄性激素导致水钠潴留，所以五苓散利尿，这样可以减轻水钠潴留。但是真武汤不用泽泻，因为真武汤证的患者本身就是肾阳虚，而泽泻伤肾，它可以影响肾功，伤害内肾。而五苓散证的患者没有肾阳虚，是太阴病，肾气还是正常的。这种人是气虚的人，或者说它是太阳病的膀胱蓄水证，而且五苓散里的桂枝、白术还是健脾的药。桂枝解表、健脾，白术也健脾，再加茯苓、猪苓、泽泻。五苓散证的患者肾气是正常的，所以可以用点泽泻，它抑制雄激素、抑制水钠潴留。但是真武汤证的患者肾阳虚，用泽泻就会伤肾。那肾气丸为什么又要用泽泻？因为肾气丸本身就在补肾，用泽泻是为了防止有些敏感的人吃了补肾药以后引起相火妄动，导致性兴奋。补肾要封藏，吃了药以后相火妄动，效果也不好。张景岳的左归丸、右归丸以补为主，就没有用泽泻。

　　苓桂术甘汤和五苓散相比，苓桂术甘汤没有用泽泻。苓桂术甘汤没有泽泻，这说明温阳化饮作用最强的方是五苓散，不是苓桂术甘汤。五苓散在苓桂术甘汤的基础上加了泽泻，它的化饮作用更强。但是五苓散没有用甘草，因为它是散剂，里面的茯苓不需要甘草。五苓散到胃里以后经过胃酸作用，其中的茯苓酸也能析出。而苓桂术甘汤是汤剂，所以需要甘草帮助茯苓酸溶出。苓桂术甘汤证的人心阳虚，而猪苓偏凉，所以没用猪苓。苓桂术甘汤有温心阳的作用。所以这些方用不用泽泻都有内在的道理。

　　关于利水，大家要知道，如果是太阴经（土）的问题可以用茯苓健脾渗湿；少阴经（火）的问题可以使用猪苓，我们用猪苓50克来治疗膀胱癌，比如猪苓汤。少阳、厥阴经的痰饮导致的头晕可以用泽泻。当然，对于厥阴经，除了饮邪上攻，还有肝寒上逆，就是厥阴病的冲逆，肝寒上逆用泽泻没有效果，那是吴茱萸汤证。

4.茯苓、猪苓、泽泻

　　五苓散治疗膀胱蓄水。在六经辨证里太阳腑证膀胱蓄水证用五苓散治疗。猪苓和茯苓两味药都是淡渗利湿的药，茯苓性平、偏补，四君子汤中有茯苓，它补脾的作用比较强，寒化证用茯苓比较多。而猪苓性偏凉，所以热化证用猪苓多。有人会问猪苓和滑石都是寒性的药物，都能利尿，为什么少阴热化证不用滑石？猪苓跟滑石又不一样，滑石是个矿物药，它对尿路有冲洗作用，一是减轻体内的水液潴留，二是通过利尿增强对尿路的冲洗，所以滑石多用于实证，比如当归贝母苦参丸就可以加滑石。如果有膀胱急症就可以加滑石。而猪苓用于少阴热化证，少阴热化证是个虚证，因为猪苓不仅有利尿的作用，还能提高免疫功能，猪苓还能治疗肿瘤——肾癌、膀胱癌等泌尿系统肿瘤，它可以适用于虚证，所以少阴热化证用的是猪苓汤。这是它和滑石的区别。

五苓散中泽泻和猪苓也不同，泽泻入肝经，所以化肝煎用它。其实不光化肝煎用它，很多处方都用它。泽泻入肝经，治疗少阳湿热都是用泽泻。龙胆泻肝汤也是用泽泻。泽泻泻的都是肝经湿热。如果把五苓散中的猪苓、泽泻去了，改成四苓散、三苓散，加甘草就变成苓桂术甘汤了。加甘草是为了促进茯苓的有效成分茯苓酸溶出。注意二者的区别：苓桂术甘汤走中焦，五苓散走下焦。五苓散有入肾经的猪苓和入肝经的泽泻。膀胱蓄水证的病位是在下焦，所以五苓散用来治疗膀胱蓄水。没有人会把苓桂术甘汤当作治疗膀胱蓄水的主方。湿邪容易留恋中焦，大家去看《温病条辨》，其实不光是《温病条辨》，整个清代温病学家治疗外感疾病时，从中焦去治疗湿邪，都是用茯苓，不用猪苓或泽泻。

茯苓、猪苓、泽泻三味药一起用是因为有协同增效作用。中医讲究配伍——君臣佐使，它有增效、减毒作用。太阴和少阴都管水液，还有肝的作用——少阳三焦是液道，如小柴胡汤"上焦得通，津液得下"。这样肝、脾、肾三阴经的药物一起使用，整个体液调节的环节就打通了。水液的运化在脾，水液的气化在肾。水液的运化就是水液的吸收、分布，这是脾在管；水液的气化就是水液最后变成尿液，这是肾来管；但是水液运行的通道是在三焦，是少阳经。少阳、厥阴都管水液运行，所以厥阴病可见"消渴"。因此茯苓、猪苓、泽泻三味药在一起相互配伍使用很正常，没有任何问题。

金匮肾气丸的"三泻"是泽泻、丹皮、茯苓，没有猪苓。金匮肾气丸和五苓散不一样，它是一个非常典型的治阳虚的方。阳虚的患者才用金匮肾气丸，所以金匮肾气丸没有猪苓。金匮肾气丸不用猪苓反而用泽泻，因为吃金匮肾气丸容易上火，引起相火妄动，泽泻泻相火。如果泽泻力量不够，再加牛膝、车前子，就成了济生肾气丸。泽泻、丹皮、茯苓就是为了拮抗金匮肾气丸引起的热象。中医处方选药是有道理的。

三、石膏、栀子、黄连

阳明病的三个代表性清热药是石膏、栀子和黄连。

1.石膏

阳明病的代表性清热药之一是石膏，它的代表方是白虎汤。白虎汤用石膏配知母，治疗大热、大渴、大汗、脉洪大，表现为发烧、口渴、脉搏次数增加。外周血高动力循环，出现大热、大渴、大汗、脉洪大。患者发烧，就是局部的炎症导致全身的反应，出现大热、大渴、大汗、脉洪大，西医叫作全身炎症反应综合征，中医叫作白虎汤证。局部的炎症反应导致全身的反应，这是白虎汤证的主证。

2.栀子

阳明病的第二个清热药是栀子，代表方是栀子豉汤，治"胸中窒"。"胸中窒"就是胸中的疼痛，胃食管反流病导致的局部炎症反应、疼痛，我们叫作局部炎症的红、肿、热、痛，所以它会出现食道的烧灼感以及食道的疼痛。局部炎症反应是红、肿、热、痛。胸中的疼痛、烧灼感就是局部的热、痛，这些症状患者都能告诉医生。但是我们看不到食管的红和肿，这是里面的炎症，通过做食管镜、胃镜就可以看见里面的红和肿。

3.黄连

阳明病的第三个清热药是黄连。黄连有一个特殊的作用——解毒。炎症反应导致细菌的内毒素入血，活化人体的凝血系统导致DIC、感染性休克，中医叫作热毒，热毒来自细菌内毒素。黄连具有抗内毒素的作用，比如治疗阳明病的泻心汤，用黄连、黄芩、大黄。木旺生火，黄芩可以帮助黄连清热；还有大黄，因为细菌的内毒素入血，炎症反应抑制胃肠道的蠕动，胃肠道蠕动减退，加上发烧、水分大量丢失，大便干燥，从而导致便秘，出现痞、满、燥、实、坚，所以用泻心汤。此时阳明病的代表方泻心汤能发挥拮抗细菌内毒素的作用，乃至后世发展出了黄连解毒汤。

这就是阳明病的三种药——石膏、栀子、黄连。

有人说泻心汤中黄连泻心，那是在少阴，所以黄连不是阳明病的药。我们在《吴述伤寒杂病论》的《太阴阳明论》讲了阳土所生在君火，阴土所生在命火，也就是相火——在中医古籍里，命、相二火有时没有分清楚。所以要补肾阳来补脾阳、要泻心火来泻胃火。补少阴可以补太阴，四逆汤有干姜，还有附子，所以它治疗吐、泻，这是阴土所生在命火。阳土所生在君火——泻心可以泻胃，所以有泻心汤，因此说黄连是阳明经的药。细菌内毒素入血可以导致感染性休克、DIC、出血，这就是少阴动血，导致患者休克、惊厥，这就和心有关系。当然惊厥还和肝有关，因为疾病是在传变的。

四、金银花、连翘

1.金银花

金银花主要的有效成分是绿原酸，绿原酸使金银花体现出很多独特的功效。第一，金银花可用于风热感冒，比如银翘散，治的是呼吸道黏膜的病变。第二，金银花治疗痢疾效果也特别好，比如芍药汤，治的是肠道黏膜的病变。第三，金银花在肾病科用来治疗IgA肾病，而IgA是黏膜免疫抗体。第四，金银花还能治疗皮肤病，覆盖在我们身体的细胞组织，角化的是皮肤，没有角化的是黏膜，它还特别擅长治疗皮肤病。

2.连翘

连翘又和金银花不同，连翘治疮疡。也就是说，皮肤病如果溃烂了，要使皮肤愈合，金银花效果不如连翘。皮肤溃烂之后，在抑制局部的炎症，包括治疗局部的红肿方面，连翘优于金银花，连翘擅长于治疗局部的红肿、炎症，所以它被称为疮家圣药。皮肤的红肿我们看得见，肝脏的红肿虽然我们看不见，但是不代表没有，可以用麻黄连翘赤小豆汤，也是用连翘。皮肤科的红肿也可以用连翘，但是对于单纯的皮肤瘙痒等偏热的皮肤病以及人体的黏膜病，金银花有特殊疗效。因此它能用来治疗风热感冒——呼吸道黏膜病、痢疾——肠道黏膜病、IgA肾病和以IgA抗体为代表的疾病。它还能治疗淋巴瘤，因为IgA是B细胞分泌的，所以它还能用来治疗B细胞淋巴瘤。它能抑制B细胞分泌IgA抗体，又能治疗淋巴瘤，适用于偏热的B细胞淋巴瘤；偏寒的也可以用，适当配伍即可，比如芍药汤里既可以有金银花又可以有肉桂。

再比如我们经常要用黄芪配金银花来治疗皮科疾病。比如疮疡不能愈合，黄芪配金银花擅长于长皮肤。如果皮肤烂了个洞，黄芪配金银花就不行了，伤及肌肉就用到白术、党参等药物。如果皮肤烂了个洞，还伴红肿，就用连翘。这是金银花和连翘的一个非常重要的区别。当然连翘还有一个特殊的作用，它能清肝，不光是麻黄连翘赤小豆汤，还有甘露消毒丹，都是用连翘。连翘含有齐墩果酸，能清肝，具有保肝降酶的作用，这个作用是金银花所不具备的。

第二节　扶正祛邪

一、当归、川芎

当归和川芎是一个药对。当归和川芎都能活血，很多人没有把这两个药区别开来，认为可以选当归，也可以选川芎，但实际上这两个药有明显的区别。

1.当归

当归有明显的抗炎、抗栓、抗凝和降脂的作用。它的抗炎和抗栓的作用结合起来，就是四妙勇安汤选当归的原因。四妙勇安汤选当归治脱疽，即血栓性脉管炎。之所以四妙勇安汤治脱疽选择当归，就是因为当归具有强烈的抗炎和抗栓作用，因此它是治疗血栓性脉管炎的一个非常好的药物，所以四妙勇安汤选当归、不选其他的药，它是不二选择。当归四逆汤也可以治疗血管炎——阳虚型的血管炎，还是利用当归抗炎、抗栓的作用，治疗脉细欲绝、手脚冰凉的人。

当大家认识到活血药里的当归有一个强有力的抗炎作用时，就会发现一个处方——当归贝母苦参丸，它可以治疗泌尿、生殖系统的感染，也是因当归强烈的抗炎作用。

所以我们治疗盆腔的炎症时常选当归，比如当归芍药散、升麻鳖甲汤之类的处方，都是因为当归具有强烈的抗炎作用。但是川芎就没有这个强烈的抗炎作用。川芎也没有当归的强烈抗栓作用，所以四妙勇安汤选当归，没有选川芎。这也是四妙勇安汤可以用来治疗冠心病的一个原因。大家注意，四妙勇安汤不仅治脱疽，也可以用来治疗偏热型的冠心病。有一部分冠心病患者体质偏阴虚、偏热，这种冠心病患者可以用四妙勇安汤来治疗。因为当归有强烈的抗炎、抗栓、抗凝和降脂的作用，所以它可以配上金银花、玄参、甘草这些药物来治疗冠心病。所以当归贝母苦参丸治疗盆腔的炎症，选当归不选川芎。当归四逆汤、升麻鳖甲汤、当归芍药散等这些方都是利用了当归的抗炎作用。比如治疗慢性盆腔炎，可以用当归配芍药，这是当归芍药散的架子；也可以用当归配鳖甲，再加金银花等。四川名老中医王渭川擅长于治疗妇科疾病，他有个银甲丸，用金银花、鳖甲配伍当归去治疗慢性盆腔炎。我们选择当归治疗慢性盆腔炎是有原因的，不光是因为当归能活血，盆腔离心脏远，血液循环不好，血液容易瘀积在盆腔，所以它的炎症不容易好。因此治疗盆腔炎需要活血，活血药首选当归，因为它既抗炎又活血。慢性盆腔炎可以形成冻状盆腔。因为它纤维化了，所以加鳖甲软坚散结。又因为盆腔位置靠下，因此用升麻提起来，再加点花椒，所以升麻鳖甲汤就可以治疗慢性盆腔炎。这些药的选择都是有原因的。但是升麻鳖甲汤治疗慢性盆腔炎容易转出少阳。转出来之后炎症急性活跃，所以升麻鳖甲汤要加金银花、蒲公英、败酱草等针对炎症的药物。这就是说升麻鳖甲汤用升麻把炎症托出来之后，要去清解托出来的热，即慢性盆腔炎可以当成伏邪来治疗。这是当归的特点，它的这些作用是川芎所不具备的。

2.川芎

川芎也有当归不具备的作用。第一，川芎有强烈的镇静作用。酸枣仁汤治疗失眠，就是利用了川芎的镇静作用，治疗血虚型失眠。还有一个处方，越鞠丸用苍术、川芎、神曲、栀子、香附，治疗五郁，这种患者常伴有情绪的异常，所以越鞠丸选了川芎，没有选当归，也是利用了川芎镇静的作用。第二，川芎具有强烈的止痛作用，所以散偏汤用它治头痛。半夏白术天麻汤这些处方也都用川芎，因为大剂量的川芎有止痛的作用。其实陈士铎的散偏汤是个辨病的处方，他的处方就是用大剂量的川芎，强调病证有机结合——既然患者头痛，就用大剂量的川芎，再通过辨证论治去调节其他药物，这跟我们的思想是完全一致的。当归芍药散里也有川芎，也是利用川芎强烈的止痛作用。川芎的镇静、止痛作用远远优于当归。第三，川芎也有扩张冠状动脉的作用，所以川芎也可以用来治疗冠心病，例如柴胡疏肝散治疗血府的疾病就用到川芎。实际上川芎和当归的机制完全不同。

这两种药看起来相似，它们之间还是有区别的。很多人没有认识到它们的区别，认为当归和川芎可以随便选，其实不然。所以我们讲精确辨证、精准选药，弄清楚药物之间的区别，才能在临床治疗上做到精准。

要注意当归与川芎也有共性，即二药均含有阿魏酸，故有活血与抗抑郁的作用。这也是张仲景喜欢将当归与川芎配伍使用的原因，如当归芍药散、奔豚汤等。

二、天冬、麦冬

天冬和麦冬是一个药对，这是两个养阴药，经常在一起使用。有很多人没有把它们严格区分开。如果大家去读历代本草，会发现这两个药实际上还是有区别的。

麦冬主要是有养阴的作用，尤其是养肺阴，温病学派也用麦冬来养胃阴。而天冬有填精补髓、治虚劳的作用，从《神农本草经》就开始记载它的这个功能，这是天冬的特殊性。但是《神农本草经》并没有记载麦冬有填精补髓的作用，它主要是养肺胃之阴。

这两种药物都含有养阴的成分，因为它们都含有一些皂苷，这些皂苷使得天冬和麦冬都能发挥养阴作用。但是天冬里有一个非常重要的东西，天冬还含有天门冬酰胺，这种成分很重要。天冬的天门冬酰胺对白血病有效，能治疗白血病、淋巴瘤，还有乳腺增生、乳腺癌。所以针对偏阴虚的肿瘤患者，选天冬不选麦冬。不是说不能选麦冬，如果是养阴的话，对症治疗选麦冬没有问题，它可以调气化。但是我们要复形质、治肿瘤，就应该选天冬。天冬填精补髓，治虚劳的作用最经典的体现就是三才饮，三才饮用天冬（天）、地黄（地）、人参（人）。三才饮加封髓丹叫作三才封髓丹。三才封髓丹用来治疗白血病。三才封髓丹里的甘草能治疗白血病，砂仁能治疗白血病，天冬能治疗白血病。三才封髓丹不仅用来治疗白血病，还能治疗很多内科疾病。有人说三才封髓丹用来治疗白血病是西医的说法，或者是中西医汇通的说法。从中医角度看，如果把三才封髓丹里的天冬换成麦冬、砂仁换成蔻仁，效果都不好。天冬之所以能治疗白血病，关键是它含有天门冬酰胺。这个化合物使得天冬和麦冬表现出不同的作用。但是它们又有共同的作用，都含有一些皂苷，发挥养阴的作用。这就使得麦冬偏于调气化。天冬偏于复形质，用于治疗血液系统肿瘤和乳腺肿瘤等。众所周知，乳腺肿瘤阳虚的很多，而天冬所治的是偏阴虚的肿瘤。

天冬和麦冬都来自百合科。百合科的药物用的是块茎或鳞茎（球茎），比如百合长得像大蒜一样，一片一片像鱼鳞一样。除了天冬和麦冬，玉竹和黄精也是百合科药物。它们各自有自己的个性。黄精也养阴，但是黄精有健脾的作用，特别适合用来养胃阴。黄精有明显的健脾作用，山里的人常把它当食物吃。玉竹能强心，治疗心力衰竭，加减葳蕤汤就选用玉竹，麻黄升麻汤也选玉竹。百合含秋水仙碱，使得百合表现出镇静、抗痛风、抗肿瘤等作用。

天冬、麦冬、百合、玉竹、黄精，这五味药都是百合科的常用养阴药，它们同中有异，异中有同，尤其是天冬和麦冬。我们学中药，很多时候学的都是共性，没有学它们的个性。很多人会认为治疗阴虚，可以随便选麦冬、天冬、百合、玉竹、黄精。其实不是的，每个药都有它的特性，那个特性才是非常重要的，这叫作精确辨证和精准用药。临床精准用药首先要掌握药物的个性。

三、人参、黄芪

人参和黄芪的区别非常大。人参、黄芪都能补气。人参在西医看来主要是适应原样作用，它能增强人体代谢，所以用了人参之后对缓解乏力、增强消化功能、增强代谢作用很明显。黄芪集中表现为免疫调节作用，"卫出中焦"，所以人的免疫功能和气有关系。黄芪表现为免疫调节功能，它是个免疫增强剂。只有大剂量的黄芪才表现为免疫抑制作用。比如四神煎用大剂量黄芪来治疗关节疾病，超大剂量黄芪可以表现为免疫抑制作用，但是通常剂量的黄芪表现为免疫增强作用。这是人参和黄芪的第一个区别。人参和黄芪的第二个区别是人参走里，黄芪走表，黄芪有补气利水的作用，这是人参所不具备的。第三个区别是人参长肌肉，黄芪长皮肤。如果遇到慢性溃疡，要促进皮肤的生长，可以选用黄芪；要促进肌肉的生长，可以选用人参。所以在治疗疮疡的时候这两个药物还是有区别的。

原则上对慢性炎症的感染首选黄芪不选人参，因为人参容易导致炎症的慢性化，只有黄芪解决不了问题时才会考虑人参，因为黄芪是个免疫增强剂（大剂量时它才发挥免疫抑制作用），所以对慢性炎症它能增强人体对炎症的应答，因此首选的是黄芪。比如经典配伍是黄芪配金银花，它就能治疗慢性疮疡、慢性盆腔炎等慢性炎症。但是超大剂量黄芪配金银花就是一个免疫抑制剂，它的免疫调节作用和剂量有关系，即中医讲的双向调节。

黄芪还有一个特点，它表现为对血压的双向调节，它能升高或降低血压。常规剂量的黄芪升高血压，所以治疗气虚下陷用黄芪，黄芪有升提作用，而人参没有这个作用。治疗气虚可以用人参，但如果气虚又下陷，要用黄芪把它托出来，如果托出来到了体表，就是个表证。比如玉屏风散用黄芪，不用人参，因为玉屏风散治疗免疫功能低下、反复感冒的人。玉屏风散里的白术不仅能增强人体的消化，还能增强人体的合成代谢。因为免疫系统的应答需要大量淋巴细胞的分裂，需要合成代谢增加，它也能提高免疫。玉屏风散还用了防风，防风是一个免疫调节剂，和其他解表药不一样。

如果要缓解乏力，人参的作用快，因为它有一个适应原样作用，它能促进人体的代谢，能缓解乏力。如果要调节机体的免疫应答，用黄芪，补气行水也是用黄芪，促进皮肤的愈合还是用黄芪。但是要促进肌肉的生长用人参（人参有好多品种，要根据具体情况来选人参、党参、太子参）。比如防己黄芪汤走表，它是用防己配黄芪来行水，并没有配人参，还用了白术配黄芪。理中丸也不用黄芪，因为理中丸走里，治的是"腹满而吐，食不下，自利益甚"，所以它用白术配人参，不用白术配黄芪，白术配黄芪就是补气行水了。如果黄芪不加防己、茯苓、猪苓这些行水的药物，加人参、白术就是补气升阳了，即补中益气汤。

关于黄芪剂量和免疫调节的问题，一般对正常体质的人30克黄芪是个拐点，小剂量的黄芪提高免疫，大剂量的黄芪抑制免疫。但是要注意它跟患者的体质有关系，如果患者本身是个免疫低下的人，你用50克、60克黄芪都可以提高免疫功能，而对正常人30克是个拐点。所以要想发挥黄芪的免疫抑制作用，黄芪可以用超大剂量，比如100~300克。

黄芪对血压也是双向调节作用。黄芪还有一个提气的作用。爬行动物的脏器都是固定在脊柱上。人直立行走以后，宗气出胸中，脏器都是通过韧带固定的，所以肌力非常重要。如果肌力不够就容易形成脏器下垂，这时就要增强肌力，可以用白术，也可以用桂枝，桂枝作用更强，然后再加升提的黄芪，就是补中益气汤。注意《脾胃论》里补中益气汤是可以加桂的，这是李东垣的方法，它就变成一个提气的药了。

第三节　发表宣肺

一、麻黄与桂枝

麻黄、桂枝是两个辛温解表的药物，这两个药物有很大的不同。

麻黄的主要有效成分是生物碱，包括麻黄碱、伪麻黄碱和次麻黄碱，这三种生物碱功能相似。桂枝的主要有效成分是挥发油——以桂皮醇为代表的挥发油。同样作为解表药，有效成分的不同决定了麻黄和桂枝在药理上有很大的区别。第一，麻黄有兴奋性。麻黄里的麻黄碱、伪麻黄碱、次麻黄碱有类似肾上腺素的作用，是人体肾上腺素的类似物。所以麻黄的兴奋性很强。比如有些人，尤其是阳气虚的人，用了麻黄会导致兴奋性增加，引起心慌、心悸、心跳快；阴血虚的人用了麻黄以后兴奋性也会增加。麻黄中的麻黄碱进一步的转化就可以制造冰毒、摇头丸；国际上把麻黄当成兴奋剂，运动员不能服用含麻黄的药物。麻黄附子甘草汤治"少阴之为病，脉微细，但欲寐也"，它就是一个有兴奋作用的方。

但是桂枝对神经系统有抑制作用。桂枝是一个解热镇痛药，解热镇痛药都有镇静作用。因为疼痛同时伴有烦躁，而镇静本身有利于镇痛。所以吃了含有解热镇痛药的感冒药，神经反射要迟钝一些，要避免高空作业或开车。桂枝具有镇静作用，它对神经系统有抑制作用，代表方是《金匮要略》的防己地黄汤，"治病如狂状，妄行，独语不休"。见于精神分裂症、躁狂症等神经兴奋性高的疾病。

把麻黄与桂枝配伍起来就是麻黄汤，就把这两个作用相互抵消了。再比如阳和汤用麻黄和肉桂，如果患者表现为抑郁、兴奋性很低，就重用麻黄；如果患者睡不着觉，就重用肉桂。体现肉桂镇静作用的典型方剂是交泰丸。在《伤寒论》里桂枝和肉桂还没有分开，后世把它们分开了，桂枝和肉桂含有很多相同的成分，所以它们的药理近似。这是它们的第一个区别，对神经系统兴奋性的区别。

第二是对胃肠道作用的区别。麻黄能抑制胃肠道的动力，患者感冒以后肾上腺素分泌增加，导致不想吃东西。肾上腺素使浅表动脉变得更表浅，更靠近体表，因为随后他要发热出汗。为了出汗，浅表动脉更靠近体表，摸到的脉就是浮脉。肾上腺素会让食欲减退，因为肾上腺素分泌增加时，人体处于应激状态，此时血液流向四肢、大脑。我们在应激状态下会快速的思考，要么靠拳头说话，要么靠脑子解决问题。这个时候血液不能在胃肠道，如果血液都跑去消化食物了，那就不能应激。所以紧张的人没有食欲。如果你24小时都处于紧张状态，就会影响食欲，所以君子之道讲究"一张一弛"。因此肾上腺素是抑制胃肠道蠕动的。麻黄碱就具有拟肾上腺素的作用。所以"发汗后，腹胀满者，厚朴生姜半夏甘草人参汤主之"。用麻黄汤发完汗，如果肚子胀，用厚朴生姜半夏甘草人参汤。

但是桂枝能促进胃肠道动力，它能健胃，所以《伤寒论》治疗太阴病便秘用桂枝加大黄汤，促进胃肠道的蠕动，因为桂枝本身能健胃、增强胃肠道动力。

麻黄汤中用麻黄配桂枝，桂枝能拮抗麻黄抑制胃肠道蠕动的作用。所以正常人吃了麻黄汤后腹胀满不是很明显，但是脾虚的人吃了麻黄汤后腹胀满就明显。因为他本身就脾气虚，用了麻黄汤就可以导致腹胀，不想吃东西。

桂枝和麻黄还有第三个区别。麻黄能使浅表动脉更靠近体表。因为只有动脉更靠近体表时，机体才能通过出汗带走体温。我们的体温通过血液循环到达浅表动脉，一出汗、水分蒸发、带走热量，所以要用麻黄使血管更靠近体表，从而出现浮脉。但是麻黄有个副作用，它收缩外周血管，虽然麻黄能使浅表的动脉更靠近体表，但是它对外周血管有收缩作用，这不利于随后的出汗。而桂枝具有扩血管的作用，能扩张外周血管。例如当归四逆汤治疗脉细欲绝——脉都摸不清楚了，处方里就有桂枝，桂枝能经经、扩张血管。

把麻黄和桂枝配伍起来就是麻黄汤，桂枝正好能拮抗麻黄收缩外周血管的作用。所以麻黄如果没有桂枝，发汗解表的作用就不强；麻黄一旦配上桂枝，发汗解表的作用大大增强。

从这里就可以看到，同样是辛温解表的药物，由于麻黄和桂枝含有的有效成分不同，所以表现出了对神经系统、对胃肠道以及对血管截然相反的药理活性，这会大大影响大家对疾病的认知和治疗。如果一个患者手脚冰凉、四肢发青、脉细欲绝，你没有开当归四逆汤，开的是麻黄附子甘草汤，这个处方相对来说显然不合适。患者是手脚冰凉、四肢发青、脉细欲绝，应该用当归四逆汤，而不该用麻黄附子甘草汤，虽然这两个处方都治疗阳虚。从这里大家可以看到它们的区别。有时候如果阳虚很明显，这两个处方可合并起来加减化裁，就是桂枝去芍药加麻黄附子细辛汤或桂枝芍药知母汤这类处方。

《伤寒论》云："桂枝本为解肌，常须识此，勿令误也。"所以肌肉的紧张和疲劳用桂枝汤。桂枝汤能治近视眼，它通过调节肌肉的肌力，恢复疲劳，进而牵拉晶状体，调节眼球的轴距，治疗假性近视。所以想要恢复假性近视，用桂枝汤就有效。但是并非所有的近视用桂枝汤都能恢复视力，如果患者是真性近视，眼球的轴距已经改变了，桂枝汤的效果就不好。大家明白了桂枝汤的作用机制，就知道什么样的患者用桂枝汤疗效确切、什么样的患者见效不明显。其实真性近视也会合并视疲劳，这会导致患者的近视度数越来越高。所以给真性近视的患者用桂枝汤也有效，因为真性近视也合并了假性近视。麻黄中的麻黄碱能使瞳孔扩张，它是个交感神经递质，交感神经一兴奋，瞳孔就扩张、拳头拧起，更多的光线从瞳孔进去，眼睛变得炯炯有神，所以麻黄对治疗一些眼病也有效果。关键是大家能不能真正地理解《伤寒论》的条文，把《伤寒论》的条文真正理解了，好多问题都会迎刃而解。

二、荆芥与防风

荆芥和防风这两个药物有共性。第一，这两个药物的药性都很平和，伤寒和温病都可以用。所以我们的验方六合汤选了荆芥和防风，因为荆芥和防风药性平和，所以既治寒证又治热证。第二，荆芥和防风都能疏风，都具有抗过敏的作用。

但是这两个药物有区别。荆芥既能治疗 I 型变态反应——一般是指过敏，又能治疗 III 型变态反应，所以荆芥又能止血。III 型变态反应是指比如过敏性紫癜、红斑狼疮、复发性口疮这些疾病，它们都属于 III 型变态反应。III 型变态反应主要表现为血管炎。荆芥能治疗血管炎，常见的就是过敏性紫癜、红斑狼疮、复发性口疮。中医认为荆芥能止血。Ⅰ型变态反应是指比如哮喘、湿疹等，皮肤的很多变态反应也都是Ⅰ型变态反应。哮喘还有内源性哮喘，所以哮喘很少用到荆芥。

防风主要是治疗Ⅰ型变态反应。它没有止血的作用，对Ⅲ型变态反应没有明显的疗效。Ⅲ型变态反应是血管炎，它导致出血，比如过敏性紫癜。Ⅰ型变态反应主要是皮肤的湿疹等，表现为瘙痒，中医把它归到风的范畴。

防风还有一个荆芥不具备的作用，防风对免疫有双向调节作用。防风除了疏风之外，还能双向调节免疫。它既可以治疗变态反应，又可以提高机体的免疫功能，主要是细胞免疫功能，比如玉屏风散。而且防风含有大量的挥发油，有健胃的作用，李东垣经常用防风，比如升阳益胃汤。但是大家一定要记住荆芥有一个特殊的作用，治疗Ⅲ型变态反应——血管炎导致的出血。

三、麻黄与防风

麻黄和防风是《伤寒论》里两个疏风解表的药物。这两个药物有两个显著的区别。第一，麻黄是一个中枢神经兴奋剂，它含有的麻黄碱、伪麻黄碱、次麻黄碱，是中枢神经系统的兴奋剂，所以麻黄细辛附子汤可以治疗"少阴病，但欲寐"。《伤寒论》云："少阴之为病，脉微细，但欲寐也。"麻黄有兴奋作用，用了麻黄可以使人产生兴奋性，使人心慌，使血压升高。麻黄的这个兴奋作用可以用来治疗失眠。有的人晚上睡不着，白天很疲惫，我们用麻黄使患者在白天保持兴奋，到了晚上他就很疲惫，这样就能睡着了。所以麻黄可以用来治疗失眠。但是要注意，如果用这种方法治疗失眠，要告诉患者，早上吃一次药，中午吃一次药，晚上别吃。而防风具有镇静作用，所以防己地黄汤治"独行狂语"，治疗躁狂症、精神分裂症。防风有镇静作用，所以玉真散选用防风就是用它的镇静作用。所以防风也用来治疗失眠。

第二，《伤寒论》云："发汗后，腹胀满者，厚朴生姜半夏甘草人参汤主之。"用了麻黄汤发汗以后肚子胀的人，用厚朴生姜半夏甘草人参汤。因为脾虚的人发汗后容易形成腹胀，麻黄碱能抑制胃肠道蠕动。大家知道感冒之后患者不想吃东西，就是因为内源性的肾上腺素分泌增加，抑制胃肠道的蠕动。如果患者本身就脾虚，再用了麻黄汤发汗，他就容易腹胀，不想吃东西，所以"发汗后，腹胀满者，厚朴生姜半夏甘草人参汤主之"。麻黄可以引起腹胀，抑制胃肠道的蠕动。但是防风不一样。防己地黄汤用大剂量的地黄可以治疗失眠。地黄用60~300克，一味地黄就可以治疗失眠。但是大剂量的地黄容易影响胃肠道的蠕动，导致患者不想吃东西。而防风恰恰是一个胃肠道的疏风药，能增强胃肠道的蠕动，改善患者的食欲。这也正是李东垣很多处方选用防风的原因。大家去看李东垣的处方就会发现，他就是利用防风的胃肠道疏风作用来治疗各种脾胃病，往上追溯就可以追溯到《金匮要略》的防己地黄汤。

　　同样是发表药物，麻黄和防风的区别相当大。而且防风还有一个特点：防风不仅能发表，还能止汗，玉屏风散就用它。玉屏风散选防风做疏风药有独特的原因。更重要的一点是，防风既有抗过敏的作用，还有免疫增强作用，所以玉屏风散用于反复外感的人。玉屏风散之所以在这么多的疏风药里选防风，有非常确切的原因，并不是随便选一个疏风药。麻黄是一个典型的体液免疫抑制剂，所以用来治疗各种过敏性疾病。麻黄有明确的发表行水作用，但是麻黄根可以止汗。同一种植物部位不同，作用就有差别。

　　所以我们强调中医可以实现临床精准。基因测序、分子精准需要大数据，那需要很高的技术含量，这个技术很先进，费用比较高。很多人做不到分子精准，做不到精准测序，这需要很强大的现代科学手段，一般人没有办法做到。但是我们可以实现临床精准，临床精准就是精确辨证、精确用药、精确选方。传统的精准医学仅仅指的是分子精准，是基于基因的测序。我们提出中医还有一个临床精准的问题，就是说很多药物不是随便选的。但是传统精准医学概念里没有临床精准这个提法，这是我们针对中医提出的一个概念。

四、花椒与麦芽

乳腺癌患者典型的表现之一就是乳头溢液，乳头溢液和乳腺癌有关系，乳头溢液可以是乳腺癌的一个初发症状，有的患者是因为乳头溢液来就诊，才发现是乳腺癌。促乳素本身是妊娠以后要哺乳才会分泌增加，但是患者没有哺乳，促乳素分泌却增加了。最简单直接的方法是用我们的验方通经汤，通经汤中有牛膝，因为有经无乳、有乳无经。第一，用牛膝引经血下行，使它不上承于乳腺，减弱对乳腺癌细胞的生长刺激。第二，用麦芽疏肝。麦芽里含有麦角甾醇。麦角甾醇可以抑制促乳素的分泌，很多人知道炒麦芽可以回乳，就是因为麦芽含有麦角甾醇。因此我们治疗乳腺癌，用了通经汤里的牛膝和麦芽两种药，患者手心都是汗，平时就心慌、心悸，所以合了阳和汤和桂枝甘草龙骨牡蛎汤的架子。

我们不但用了通经汤中的牛膝和麦芽来抑制促乳素，还用了花椒。用花椒是因为这个病入了厥阴经。花椒有几个特异性的作用。第一，花椒里有一个成分类似于麻黄碱，也就是说类似于肾上腺素作用，所以吃多了花椒会冒汗，吃川菜、火锅的人吃得大汗淋漓，就是因为花椒能发表，这就是中药书籍讲的花椒能"通玄府，开腠理"。四川潮湿，所以川菜都有花椒，通过花椒发表来除湿，这一点和湘菜不一样，湘菜就没有花椒。理解了花椒能发表，就知道王不留行散治金疮为什么用花椒。很多人不清楚王不留行散为什么用花椒，所以就有了对花椒作用的诸多解释。

第二，花椒既然具有拟肾上腺素作用，那么花椒就可以抑制肠道的蠕动，所以花椒能治疗腹泻，乌梅丸就用它。当然乌梅丸不仅是用它抑制肠道蠕动，还加了干姜来抑制肠液分泌，因为不仅是要让肠道动得慢，还要把水分吸收掉。所以花椒和干姜配在一起，不仅抑制肠道蠕动，还让水分充分吸收。花椒抑制肠道蠕动的作用还体现在大建中汤，"上冲皮起，出见有头足"，大建中汤治的是肠套叠，也要抑制肠道蠕动。因为花椒有拟肾上腺素作用，所以具有抑制肠道蠕动的作用，这是花椒的第二个特点。

第三，花椒有杀虫的作用。乌梅丸杀蛔虫用花椒；治疗血吸虫病可以喝花椒水；用花椒水灌肠来治疗蛲虫感染，灌完肠再用花椒水熏洗肛门，然后把衣服被子全部用花椒水煮，持续几天，蛲虫就可以被杀灭。花椒具有杀虫的作用，治疗蛔虫病、血吸虫病、蛲虫病、绦虫病都可以用花椒。

花椒和麻黄的区别是花椒含有花椒油，它有大量的挥发油，这是麻黄不具备的。所以花椒具备麻黄之外的很多功能，因此乌梅丸治厥阴病用花椒不用麻黄。大家把中药的药理搞清楚了，就会知道中药其实不复杂。

我们用花椒来回乳，抑制促乳素的分泌。女性常用花椒熬水喝来回乳，就是要抑制促乳素。

第四节　活血止血

荆芥、白及、藕节和地骨皮是代表性的止血药。中医认为荆芥能止血。荆芥对Ⅲ型变态反应，即血管炎导致的出血有明显效果，比如过敏性紫癜、肾小球肾炎（一部分肾小球肾炎出现的尿血）、系统性红斑狼疮。这些疾病本质上都是血管炎，属于Ⅲ型变态反应。荆芥就针对Ⅲ型变态反应的出血。

白及最常用的作用是被制成人工血栓。把白及粉直接敷到皮肤的伤口上，它可以形成人工血栓，前提是出血量不是特别大，出血量很大就把白及冲走了。在消化道里它也能形成人工血栓，我们口服白及粉，也是为了使白及覆盖在消化道黏膜上，形成人工血栓。

藕节作用于凝血系统，能促进凝血。机体的凝血系统、抗凝系统与纤溶系统都会影响凝血。而藕节能促进凝血。

地骨皮能升高血小板。所以地骨皮擅长治疗肝硬化导致的出血，例如齿衄，肝硬化的患者血小板低，牙龈总出血。地骨皮作用于止血系统，而藕节作用于凝血系统。

升高血小板的药物除了地骨皮，还有茜草，肝着汤就用茜草、旋覆花，这是因为肝硬化导致的出血一部分原因是血小板减少引起的脾亢。当患者血小板减少导致轻度出血，用地骨皮30克就能快速止血。肝硬化患者如果出现齿衄，一刷牙就出血，用地骨皮30克煎汤口服，出血就能减轻。

地骨皮是枸杞子的根皮，如果不用地骨皮改用枸杞子一样有效。但是枸杞子升高血小板的作用不如地骨皮，它保肝作用比地骨皮强。地骨皮升高血小板、止血的功能比枸杞子强。这是枸杞子和地骨皮的异同。

针对不同类型的出血，中医都有特异性的药物。一般的就是增强凝血功能，比如藕节，就相当于给患者用凝血酶。地骨皮、枸杞子、茜草相当于给患者输血小板，大家去看吴门验方的止血饮，专门用来止血。用白及是制造人工血栓。如果是Ⅲ型变态反应、血管炎所导致的出血，要用荆芥。

第五章　现代药理

第一节　中药与维生素

一、中药与维生素A

有一些中药富含维生素。比如维生素A缺乏会出现几个副作用：第一，维生素A影响视力。当维生素A缺乏时，有人会出现黄昏时看不清楚东西，中医称作夜盲症，民间叫鸡蒙眼。治疗夜盲症最常用的一个药物就是苍术。苍术是富含维生素A最多的一味中药，维生素A储存在肝脏的贮脂细胞里，所以苍术入肝经。众所周知苍术健脾燥湿，很少有人知道它入肝经，能补肝肾，这是苍术的一个特殊功效。所以方老（方药中）的苍牛防己汤治疗肝硬化时就用了苍术。储存维生素A这是肝脏细胞的一个特殊功能。

车前子也富含维生素A，也能补肝肾。苍术是个燥湿药，车前子是个利湿药，但是车前子同时也能补肝肾，比如济生肾气丸，就是在金匮肾气丸的基础上加牛膝、车前子。牛膝引火下行，车前子清利湿热，吃了不容易上火，但是又有补肝肾的作用。牛膝和车前子都能补肝肾。龙胆泻肝汤就用了车前子清热利湿，但也是取其攻补兼施的作用。其实除了车前子，生地也富含维生素A，一贯煎就用它。

所以维生素A含量最大的是苍术，其次是车前子，其次是生地。维生素A一方面能治疗夜盲症，改善视力。另一方面它能治疗痤疮，西医也用它来治疗痤疮。所以验方枇杷清肝饮里就有苍术，能治疗痤疮。另外维生素A也能治疗皮肤的皲裂，比如百合地黄汤中的地黄、百合两味药配起来涂搽，就能促进皮肤皲裂的愈合，搽了之后皮肤会变得更加细腻。这些都是维生素A的作用。理解了苍术、车前子、地黄三味药富含维生素A，就能明白好多处方的作用。

二、中药与B族维生素（维生素B₁、维生素B₂）

B族维生素（维生素B_1和维生素B_2）能刺激表皮的代谢，当B族维生素（维生素B_1和维生素B_2）缺乏时容易导致表皮的裂口，形成皲裂，例如口唇裂口。B族维生素缺乏不仅导致口唇裂口，舌头也容易长口疮。枇杷叶和芦根富含B族维生素。比如验方枇杷养胃饮就是用了富含B族维生素的药物来治疗口疮、皲裂，这其实是一个对症的方。好多人觉得枇杷养胃饮见效很快，但是还有好多人觉得枇杷养胃饮越用越没效，这涉及标和本，对症的方就是见效快，但是一个疾病的治疗不能完全只是对症治疗。枇杷叶、芦根是枇杷养胃饮中的药物，而苍术是枇杷清肝饮的药物。

三、中药与维生素C

还有一些药物富含维生素C，比如山楂和枸杞子。山楂和枸杞子是果实，酸的果实就富含维生素C，富含维生素C最多的就是山楂。枸杞子和桑葚都含胡萝卜素，胡萝卜素是维生素A的类似物。另外枸杞子和桑葚都含有B族维生素，枸杞子还含有维生素C，这是枸杞子和桑葚两个药物的特点。因为这两个药物含有胡萝卜素，它是维生素A的类似物，所以枸杞子、桑葚都能补肝。

富含维生素A的药物具有养肝的作用，能治疗夜盲症。富含B族维生素的药物能治疗皮肤的粗糙、裂口、皲裂、口疮。其实验方枇杷养胃饮不仅治舌头和口腔黏膜的溃疡，也治口唇开裂。富含维生素C的药物是山楂和枸杞子。枸杞子和桑葚都富含胡萝卜素，所以它俩都能滋补肝肾。从这里就能看到，从中医与维生素的关系入手，也能开出很好的处方。

第二节　中药补骨

龙骨、牡蛎能补钙。骨骼的生长需要钙盐沉着，龙骨、牡蛎就能补骨。龙牡壮骨冲剂能够补钙就是这个原理，尤其适合于儿童或更年期以后的女性由于雌激素水平低下，引起钙丢失，导致骨质疏松，伴有腿抽筋。龙骨、牡蛎能补钙，进而补骨。

补骨脂能补充雌激素，雌激素能刺激钙的沉积，所以补骨脂通过补充雌激素来影响钙的沉积。

淫羊藿能直接增强骨代谢。大家注意，补充雌激素（补骨脂）就有助于钙（龙骨、牡蛎）沉积，而钙沉积又需要骨代谢（淫羊藿），补骨脂、龙骨和牡蛎、淫羊藿都有补骨作用，一个比一个直接，但是作用靶点不一样。我们吃了含钙的食物，首先要有雌激素的分泌，然后钙沉积在骨里，这就是骨代谢，骨代谢就是钙的沉积与丢失的平衡。

骨碎补、续断，顾名思义都能补骨；苏木能活血疗伤；自然铜很坚硬，能接骨疗伤。这几味药物都能接骨。

威灵仙、牛膝、杜仲、狗脊四味药，威灵仙治脚后跟疼痛，牛膝治膝盖疼痛，杜仲治腰痛，狗脊治疗脊椎疼痛。这几味药分别从脚到膝到腰到脊。

先天和后天的关系很复杂。白术补脾，能通过健脾促进维生素K充分吸收，而维生素K能促进骨代谢。干姜、茯苓、白术、甘草并没有补肾的药，之所以叫作肾着汤，就是因为白术能通过维生素K促进骨代谢，所以白术也能治疗骨质增生、骨刺。

总之，龙骨、牡蛎补钙；补骨脂补充雌激素；淫羊藿直接调节骨代谢；骨碎补、续断、苏木、自然铜接骨；威灵仙、牛膝、杜仲、狗脊几个药的病位分别在脚后跟、膝盖、腰和脊柱；白术能促进骨代谢，治疗骨质增生，如果补肾不见效，不妨用点白术外洗或者口服。骨质增生往往伴有骨质疏松，大家不要认为骨质增生就不能补骨，这是两回事。

我以一个病例为例讲一讲我们对补骨中药的应用。患者是胸椎（T_{11}、T_{12}）的肿瘤，已经做了手术，但是手术后又复发了，局部有一个5~7厘米的肿物，这个肿物压迫、侵犯神经根，出现剧烈的背部疼痛。复发以后我们给他用中药治疗，治疗之后疼痛缓解了。我讲讲治疗的大体思路。

肿物长在后背，这是太冲病，病位在督脉。督脉下面从会阴穴、尾椎骨沿脊椎一直上行，最下面属厥阴，用小茴香；再往上到了腰阳关穴属少阴，用鹿角霜、地黄这类药物；再往上走，到了至阳穴，属太阴。从肺与胸腺到后面的至阳穴包着的一圈是太阴，里面是少阴心；再往上，走到风府、风池穴，就属太阳。要打通他的督脉，就要用小茴香、鹿角霜、白术和麻黄，由下往上一口气给他通到底。

既然是督脉的病，一个最直接的方就是阳和汤，用麻黄去配鹿角霜。阳和汤里面还有干姜，考虑到他是督脉的病，干姜不如白术，所以用大剂量的白术，白术对骨病有治疗作用。他一开始就是尾椎骨不舒服，属厥阴。阳和汤里没有小茴香，再加上小茴香。脊椎从下到上先是厥阴，厥阴出来是少阴，少阴出来是太阴，再转出去就到三阳的太阳了。这样一路把背后的督脉给他打通。这就是我们对这个患者的基本治疗思路。

第三节　中药补钙

一、补钙中药

下面讲述能补充微量元素——钙的中药。能补钙的中药主要含有碳酸钙、磷酸钙和硫酸钙。碳酸钙、磷酸钙和硫酸钙主要有下面一些作用：第一，制酸。钙盐呈碱性，可以用来治疗胃酸过多，西药硫糖铝就是个制酸药，而中医是用钙盐来制酸。第二，补骨。骨头的生长需要钙盐的沉积。第三，止痉。钙离子是人体肌肉收缩所必需的物质。低钙会导致肌肉的兴奋性增加，出现抽筋、转筋。第四，镇静。当钙离子低的时候，人体的神经系统兴奋性增加，容易转筋，容易烦躁。所以补钙有镇静的作用。第五，收敛。用含钙药物来治疗疮疡流水。所以钙具有制酸、补骨、止痉、镇静和收敛作用。

海螵蛸、瓦楞子就有制酸的作用，尤其适合于治疗胃酸分泌增加。所以吃了补钙的中药不容易消化，因为它抑制胃酸。好多人吃了钙片不消化，也是因为它抑制胃酸，使消化能力减退。而海螵蛸、瓦楞子恰恰用来治疗胃酸分泌过多的胃病。它们不能用于治疗胃酸分泌减少的胃病，比如一些萎缩性胃炎，因为胃酸分泌已经减少了，再用碱性的含钙药物去中和胃酸，就不合适了。

龙骨、牡蛎擅长于补骨和治疗转筋，中成药龙牡壮骨颗粒就含有钙离子，具有补骨和治疗转筋的作用。

石决明、珍珠母可以镇静、平肝。边缘–平滑肌系统的作用属于中医肝的范畴，边缘系统控制平滑肌，导致肌肉收缩。石决明、珍珠母能镇静、平肝，解除肌肉的痉挛，比如解除血管平滑肌的痉挛，血管一扩张，血压就下降，所以用来治疗高血压。

钙除了具有制酸、补骨、止痉、镇静和收敛作用，还有一个作用——软坚，用来治疗肿瘤，比如维生素D_3和钙离子的水平与发生肿瘤的风险有关系。

总之，海螵蛸、瓦楞子抑制胃酸，治疗消化道疾病。中医有个验方叫作乌贝散（乌贼骨、浙贝母）就是治胃酸的处方。也可以用海螵蛸配瓦楞子，瓦楞子也可以抑制胃酸。但是瓦楞子不能打成散剂来用，补钙的中药一般是动物的甲壳，甲壳很坚硬，需要先煎。而海螵蛸是乌贼骨，容易打成粉，所以乌贝散适合做散剂。龙骨、牡蛎擅长补骨，治疗转筋。石决明、珍珠母擅长镇静，具有平肝的作用，补钙以后解除平滑肌痉挛，血管扩张，血压就下降了。

以上是中医补钙的常用药物，这些药物都是直接补充微量元素，西医也有钙片、葡萄糖酸钙补充钙元素。

肾主骨，钙是骨代谢的重要元素。肾功能衰竭患者常见高磷低钙，通过大黄配牡蛎，补充血钙并排出血磷，对肾功能衰竭患者有一定治疗作用。

二、阿胶与钙代谢

阿胶能影响人体的钙代谢。阿胶本身含有钙盐，更主要的是它含有一种氨基酸叫甘氨酸。阿胶是用驴皮熬出来的胶，它含有多种氨基酸，其中富含甘氨酸。甘氨酸能促进人体对钙的吸收和储存，改善体内的钙平衡。阿胶能促进补钙并不是因为它自己含有的钙离子，更主要的是它富含的甘氨酸能促进钙的吸收与贮存，实现人体内钙代谢的正平衡。大家知道钙有一个很重要的作用，能够息风止痉。我们前面讲了补钙的中药，钙能制酸、补骨、止痉、镇静、收敛，所以钙离子具有止痉、镇静的作用，西医也把它作为镇静剂。大家理解了阿胶的镇静作用，就能理解黄连阿胶汤中阿胶的作用。黄连阿胶汤治疗少阴病"心中烦，不得卧"，用黄芩、黄连泻心火，木生火，一个泻木、一个泻火。阿胶发挥镇静作用。芍药也发挥镇静、解痉作用。鸡子黄能补充胆固醇。胆固醇合成雌激素，它也是镇静的一个重要因素。女性以雌激素为主，相对男性来说更加温柔。当然当今女性也有很暴躁的类型，但是从生理功能上来说雌激素有镇静作用。雌激素的合成需要甾环，而甾环来自胆固醇。黄连阿胶汤治疗"心中烦，不得卧"，里面的阿胶就发挥了镇静作用。

再比如《温病条辨》的小定风珠（鸡子黄、真阿胶、生龟板、童便、淡菜），就是把黄连阿胶汤里的黄芩、黄连、芍药去了，加了龟板、童便、淡菜。它用鸡子黄和阿胶发挥镇静作用，然后加了龟板息风潜阳，还加了童便。童便里主要含有激素代谢的次生物。人体的皮质激素、性激素代谢的次生物都是通过小便排泄出去的，童便其实是含有一些激素。中医尤其是在温病的危重阶段、在温病后期出现动风征象的时候，会选择使用一些激素，西医也会选择使用一些激素。

大定风珠（白芍、阿胶、鸡子黄、地黄、生龟板、生牡蛎、鳖甲、麻子仁、五味子、麦冬、炙甘草）用芍药、阿胶、鸡子黄，这就是黄连阿胶汤的结构；不外乎温病后期是以阴虚为主，所以去了黄芩、黄连，加地黄、龟板、牡蛎、鳖甲这些镇静的药物；用生地、麦冬、五味子养阴。大定风珠和黄连阿胶汤的区别就是去黄芩、黄连的清热泻火，加了养阴和潜阳的药物，养阴就用生地、麦冬、五味子，五味子有收敛的作用；加了牡蛎、龟板、鳖甲潜阳；甘草在这里发挥拟皮质激素样的作用，其实就是到了感染性疾病的危重阶段会使用一些激素进行治疗。

阿胶通过促进钙的吸收，发挥镇静作用。由此，大家就能明白黄连阿胶汤以及《温病条辨》的大、小定风珠为什么使用阿胶。更重要的一点是大家就能读懂本草了。《名医别录》说阿胶"主丈夫小腹痛，虚劳羸瘦，阴气不足，脚酸不能久立，养肝气"。阿胶可以治疗"脚酸不能久立"。再比如《药性论》说阿胶"主坚筋骨，益气止痢"。《本草纲目》说阿胶治"男女一切风病，骨节疼痛"。《本草纲目拾遗》说阿胶治"内伤腰痛，强力伸筋，添精固肾"。现代中药学里说阿胶养血，阿胶是个养血药，而这些本草书里说阿胶能补肾、健骨。原因就是阿胶的甘氨酸能促进钙的吸收与沉积，能通过补钙发挥镇静和壮骨的作用。所以阿胶对人体骨骼代谢有作用，也能发挥镇静的作用。明白了阿胶的药理，就会知道《温病条辨》选它、《伤寒论》选它，以及《本草纲目》对它功能的论述都有深刻的机制。

我们做过一个研究，发现卵巢癌在冬季容易复发。冬季光照水平低，患者体内的维生素D_3水平低，钙的水平也低。因为维生素D_3能够促进钙的代谢。温经汤是用桂枝去配阿胶，用桂枝、吴茱萸温阳，恰恰又配上了阿胶阴阳并进。这很有意思，需要大家去认真思考、体会。

第四节　中药补铁

铁离子对人体的作用表现在下面几方面：第一，镇静。铁离子有镇静的作用。第二，生血。人体的血红蛋白需要铁，叫作含铁血红蛋白，含铁血红蛋白才能携带氧。补铁的药主要有下面这些。

磁石主要含有Fe_3O_4。它的特点是具有镇静、生血作用，同时能入肾，有补肾的作用。用醋淬制以后，一部分Fe_3O_4转化为醋酸铁，补肾的作用增强。但是磁石含铅，虽然道家讲铅入肾，但是长期服用不安全。

赭石主要含有Fe_2O_3。它擅长于平肝，张锡纯的镇肝熄风汤就有赭石。赭石也有副作用，它含砷，长期服用也要小心。

磁石和赭石都能镇静，都能生血。磁石走肾经，用来治疗耳聋、耳鸣等；赭石走肝经。

生铁落也含Fe_3O_4，Fe_3O_4其实就是磁性氧化铁，也就是我们常说的磁铁。生铁落含Fe_3O_4，醋制以后含醋酸铁，跟磁石相似，也能发挥镇静作用，可治疗精神分裂症。

实际上冲脉就是心-肝-肾轴。磁石入肾；赭石入肝；生铁落入心，治疗打人毁物、不辨亲疏、精神分裂症。

以上就是补铁的药物。这些药物都含有相似的化学成分，具有相似的作用。

第五节　中药与激素

掌握中药与激素的关系是灵活运用中药的一个重要前提，这对大家使用中药有很大的指导作用。

一、中药与甲状腺激素

1.促甲状腺激素药物

富含碘并能促进甲状腺激素分泌的中药有海藻、昆布、海带、牡蛎、夏枯草等药物。海藻、昆布、海带、牡蛎、夏枯草等药物都含碘。海藻能刺激甲状腺激素的合成，代表方是海藻玉壶汤。关于海藻需要记住两点，第一，海藻配甘草能增强疗效，海藻与甘草的比例为6∶1时效果好，海藻剂量大，甘草剂量小。当海藻与甘草的比例接近1∶1的时候，会表现出毒性反应；而当海藻配甘草的比例为6∶1时，疗效会大大增强。第二，海藻还有一个导致毒性反应的因素，因为海藻是海产品，上面容易附着鱼卵，有些鱼卵有毒，容易引起海藻中毒。所以海藻要洗去腥，就是这个原因。这是含碘的药物，促进甲状腺激素的合成，治疗碘缺乏所导致的大脖子病。

还有一个能刺激甲状腺素分泌，提高基础代谢的药物就是干姜。所谓"附子无姜不热"的原因主要有二：其一，附子促进肾上腺皮质激素的合成，干姜促进肾上腺皮质激素的释放。其二，干姜促进甲状腺素的生成，与皮质激素在改善机体代谢上有协同作用。干姜与附子协同，快速缓解症状，这是四逆汤"急温之"的机制所在。然刚不可久，这也是很多扶阳学者的通病。

2.抑制甲状腺激素药物

抑制甲状腺激素合成的药物有白芥子和莱菔子。白芥子和莱菔子都含芥子素，它们两个有共同的作用。其实就是芥子素起到抑制甲状腺素合成的功能。芥子素含量最多的中药就是白芥子，然后就是莱菔子，所以含有白芥子、莱菔子的三子养亲汤就可以抑制甲状腺的功能。甲状腺水平低导致的黏液性水肿可以用鸡鸣散治疗。下肢的黏液性水肿可以考虑用这个方。

二、中药与肾上腺皮质激素

1.补充皮质激素

肾上腺皮质激素包括皮质醇与皮质酮。中医特别擅长对肾上腺皮质激素分泌进行调节，这是中医非常独特的地方。西医治疗肾上腺皮质激素水平低下，或者为了治疗自身免疫病等需要补充激素的时候，只能外源性地补充泼尼松、地塞米松。西医没有能很好地调节皮质激素分泌的药物，但是中医非常擅长。

第一个是直接补充皮质激素。如果皮质激素分泌水平低，中医可以用甘草，甘草里的甘草酸具有拟皮质激素作用。所以甘草具有肾上腺皮质激素所拥有的各种副作用。大家要了解甘草的药理活性，就去看西药药理学的皮质激素这一节。要发挥甘草的皮质激素作用时，剂量要大，用30~50克。虽然甘草有类似皮质激素的副作用，但是它的副作用比西药的皮质激素要低。第二，还可以给甘草配伍其他中药减轻它的副作用。甘草导致水钠潴留，可以加茯苓；它影响骨代谢，可以加淫羊藿、补骨脂、骨碎补，防止出现骨代谢的紊乱、股骨头的坏死或者骨质疏松。这是中药的特点，通过配伍可以很好地去发挥中药的作用、拮抗它的副作用。中医用甘草直接补充皮质激素，中医的甘草酸和西医的泼尼松、地塞米松的药理活性是相同的，但是副作用更轻。当然它的疗效也不如泼尼松和地塞米松，所以甘草需要大剂量使用，用30~50克，它的激素作用就很明显了。还可以通过配伍来纠正它的副作用，配伍利湿、利水的药；配伍补骨的药；还可以配伍清热的药来防止出现皮疹，因为应用皮质激素容易长痤疮，例如用甘草配伍丹皮来拮抗这种副作用；用了皮质激素影响睡眠，还可以加一些安神的药等。中药复方通过配伍可以很好地纠正一些中药的副作用。

2.促进皮质激素分泌

中医不仅可以外源性地补充皮质激素，还可以内源性地刺激皮质激素的分泌。因为皮质激素的分泌有个负反馈，当外源性补充皮质激素以后，机体分泌皮质激素的量会更少。所以当激素撤退的时候，病情容易反复，就是因为皮质激素的分泌有个负反馈，这时候需要更好地调节激素的分泌，才能从根本上解决患者激素紊乱的问题。中医不仅可以使患者口服外源性的皮质激素，还可以通过药物促进机体肾上腺分泌皮质激素，代表性的药物是附子和地黄，这两个药物都能刺激肾上腺分泌皮质激素，附子配地黄，一阴一阳、阴阳并济、阴中求阳，使皮质激素的分泌大大增加，比单纯用附子疗效更好。附子配地黄促进肾上腺皮质激素分泌的作用远远优于单纯使用附子。"急则温之，缓则补之"，急则温之用四逆汤，缓则补之用金匮肾气丸。低皮质激素表现为中医的肾阳虚，附子配地黄就能提高肾上腺皮质激素分泌的水平。

吴门验方桃花煎治疗黄褐斑。人体的肾上腺皮质激素受促肾上腺皮质激素的控制，促肾上腺皮质激素英文简称ACTH，它能促进肾上腺合成皮质激素。当皮质激素水平降低时，ACTH的分泌就会增加，来促进皮质激素的分泌。而ACTH的水解片段能刺激黑色素细胞合成色素，这个色素沉积在脸上就是黄褐斑，即中医讲的肾虚。肾虚是皮质激素水平低下，皮质激素水平低下导致ACTH分泌增加，而ACTH分泌增加导致黑色素细胞分泌的色素增加，脸上就长斑，即中医讲的肾虚。大家看老年人脸上长斑，这就是肾气亏虚的表现。所以中医提高皮质激素的水平，就可以抑制ACTH的分泌，进而治疗黄褐斑，这就是桃花煎。

3.调节皮质激素分泌节律

肾上腺皮质激素分泌表现为一个规律：它有两个高峰期，一个是早上8点，一个是下午3点，到了晚上进入低谷。这是皮质激素分泌的节律。这个道理很简单，早晨我们睁开眼睛，太阳已经升起来了，花儿也开了，鸟儿也叫了，白天要工作，激素水平就得升上来。到了晚上，我们闭上眼睛，要睡觉了，脏腑功能需要恢复，激素水平就得降下去。我们工作效率最高的是上午，因为上午激素水平最高，其次是下午，睡完午觉又有一个高峰，但上午皮质激素分泌的水平是最高的，工作效率也是最高的。到了晚上激素水平应该下降，因为机体该处于合成代谢。白天要上班、要消耗能量；而晚上要休息，这是合成代谢。如果晚上激素水平还是高，就会五心烦热、消瘦、口干，中医称之为阴虚。所以激素分泌有昼夜节律。

地球围着太阳转，这是它的公转。地球还有自转，每24小时自转一圈。地球对着太阳是白天，我们要工作，激素分泌水平该升高；地球背着太阳是晚上，我们应该睡觉，激素分泌水平该下降。这就形成了激素分泌的昼夜节律。如果这个节律紊乱了，夜间该低不低，那是阴虚；白天该高不高，那是阳虚。假如夜间激素水平不能有效地降低，恢复到一个正常的状态，就会导致激素分泌节律的紊乱。用知母就可以调节皮质激素的节律。所以患者服用激素以后，不光会抑制体内激素的分泌，还会打乱激素分泌的节律。为了尽可能不打乱激素分泌的节律，服用激素一般是早上8点前吃，一天吃一次；实在没有效果的话，再改为一天吃两次。

中医在这方面特别擅长，既可以补充皮质激素，促进皮质激素的分泌，治疗阳虚的人；还可以调节皮质激素的分泌节律，治疗阴虚的人。当患者使用外源性的皮质激素之后，机体分泌的皮质激素减少了，同时分泌节律又紊乱了。这时候你可以把甘草、附子、地黄、知母这四种药合起来，这就是吴门验方双补丸。这个方可以更好地去调节人体的激素分泌，用来治疗肾病综合征、类风湿性关节炎等长期使用激素治疗的患者发生的撤药反应。它使得整个撤药的过程更加安全、不容易反复，使得机体皮质激素的分泌得到更好的恢复。大家去看看双补丸，就知道什么叫作阴阳并进。按照传统中医的理论，阳就是阳，阴就是阴，但是双补丸并没有把阳和阴对立起来。有人认为阴阳是对立的，那么金匮肾气丸也是附子配地黄，这个方是温阳，还是养阴？大家去思考。实际上阴中可以求阳，运柔可以成刚。

三、甘草法

甘草是非常重要的一味中药。大家在开中医处方的时候，常用到甘草，它的使用面极广。从药理学的角度来看待甘草，再回过头去推甘草的作用，就会有很多新的收获。

甘草主要含甘草酸和甘草多糖。多糖是一个大分子物质，在消化道被降解。口服多糖基本上没有效，除了一些降解的寡肽片段对肠道黏膜有一定作用外，多糖基本上不被吸收入血，所以口服甘草，被机体吸收的主要有效成分就是甘草酸。传统中医使用甘草一般是口服，没有静脉输液。

1.甘草的药理

甘草酸主要的药理活性是类皮质醇作用，简单说就是西医讲的激素样作用，即类肾上腺皮质激素样作用。肾上腺皮质激素样作用主要是抗炎、抗毒、抗休克。甘草的成分里起主要作用的就是萜类，也就是甘草酸，它发挥皮质激素样作用，同时甘草酸在体内水解为甘草次酸，也是皮质激素样作用，以及葡萄糖醛酸。葡萄糖醛酸是体内的一个解毒物质，它在肝脏里结合毒素，是肝脏解毒功能的重要物质之一，所以甘草有解毒作用。甘草里还有黄酮，能解除肠道痉挛。

（1）抗炎：有很多基层儿科医生治疗感冒，治疗呼吸道的炎症效果很好，他们喜欢加激素，比如泼尼松之类。这也算基层医生的一个用药窍门。实际上很多中医处方里都有激素的应用，桂枝汤、麻黄汤里都有甘草。甘草酸主要有皮质激素样作用。我们后面会讲它与西医皮质激素的区别。

甘草的激素样作用具有平喘作用，所以很多治疗哮喘的处方都含有甘草。还有治疗各种皮肤疾病和类风湿性关节炎，包括一些治疗肿瘤的处方里都有甘草，它们都是应用了甘草的皮质激素样作用。比如我治疗类风湿性关节炎和红斑狼疮，如果要迅速地缓解机体免疫活化的状态，没有禁忌证的时候，我会使用甘草30~60克，通常直接使用60克。这也类似我们的抓独法。因为患者现在免疫反应的症状非常厉害，要想缓解他的症状，就直接用上甘草60克，就是发挥甘草的激素样作用，可以在短期内缓解症状。

再比如恶性淋巴瘤的西医化疗方案有个CHOP方案，其中就包含有激素泼尼松。我们用30~60克的甘草，就能发挥激素样作用。我治疗的一例T细胞淋巴瘤主要以皮肤症状为主，全身皮肤潮红，皮损增厚瘙痒。这个病很容易被误诊为皮肤病，实际上是T细胞淋巴瘤，化疗效果不好。我们用中药治疗，症状缓解很快，2周内皮损就缓解很多。患者长期做化疗，一做就是8~10个周期，一个完整的化疗是6个周期，一做就是半年、一年，效果不是很明显。但是我们用中药治疗2周，皮损迅速消退，就是直接用30~60克甘草，当然还有其他配伍，使用的就是它的激素样抗炎作用。

（2）解毒：甘草的抗毒作用针对细菌的内毒素血症。细菌毒素入血往往引起内毒素血症，出现发烧、寒热往来等症状，包括感染性休克，都要用甘草解毒、抗休克。在四逆汤里甘草配附子有解毒的作用。解毒作用在西医和中医都是常用的，包括自然界的中毒和药物中毒，甘草都是常用的。比如治疗药物性肝炎、药物性肝损伤，用大剂量的甘草发挥解毒作用；还有胆汁淤积性黄疸，西医用泼尼松，中医用大剂量的甘草发挥激素样的作用。

（3）强心、抗休克：甘草里的甘草酸具有皮质激素样作用。皮质激素的一个作用是强心，所以我们治疗休克经常使用它。这也是甘草配伍桂枝和附子的原因。《伤寒论》中有桂枝甘草汤，还有苓桂术甘汤。甘草不仅是配伍桂枝，也配伍茯苓，发挥它的强心作用。甘草也可以配附子。

再比如四逆汤是附子、干姜、甘草，里面的甘草就有支持循环系统的作用。如果循环系统不好、末梢的循环功能不好，包括休克，西医都要使用皮质激素，中医可以用甘草。

在苓桂术甘汤中，甘草可以增强桂枝的强心作用，可以和白术一起增强健胃的作用，可以促进茯苓有效成分的溶出。而桂枝的扩血管作用又可以增强茯苓的利尿作用。桂枝的芳香健胃作用类似于祛风药，增强胃肠道蠕动，又促进白术的健脾作用。白术不仅能健脾，还能利尿，就是中医讲的健脾利湿。白术也是一个利尿药，同时它具有扩血管的作用，能增强肾脏血液的供应。它本身就具备利尿的作用，白术和茯苓配伍也有协同作用。苓桂术甘汤每种药物之间都发挥着很有意思的协同作用。后世的处方很难达到经方配伍的这个高度。

（4）缓解心律失常：快速性心律失常可以用甘草。《伤寒论》有炙甘草汤，炙甘草的剂量要大，炙甘草30克对缓解心律失常很有帮助。

（5）矫味：甘草能矫味。苦参、黄连等药味苦，如果长期服用，患者会觉得服药很困难，这时要用甘草来矫味。尤其是用苦参治疗快速性心律失常时的用量很大，会用到30克，这样的药很难喝，这时候就要加大剂量的甘草矫味。

皮肤科常用的一个配伍是苦参配甘草。苦参特别苦，很难吃，又败胃，所以常用苦参配苍术。苦参也可配甘草，这也是一个比较好的配伍。甘草配麻黄也是一个很好的配伍，甘草的可以增强麻黄碱类药物的免疫抑制作用，即中医的协同作用。这些都是皮肤科常用的配伍。

（6）健胃：小剂量的甘草能促进胃液和胃蛋白酶的分泌，这也是皮质激素样作用。小剂量的皮质激素健胃，当患者不想吃东西的时候，尤其在肿瘤科，我们经常用小剂量的皮质激素，用了以后患者食欲大增。甘草也是这样的用法，四君子汤用甘草也是为了增强处方的健胃作用。

可是大剂量的甘草或者大剂量的皮质激素抑制消化道功能，甚至诱发消化性溃疡。所以在健胃的时候，甘草的剂量很重要。简言之，小剂量甘草健胃，大剂量败胃、生湿腻脾。同样的用法还有苦燥的药，小剂量健胃，大剂量败胃。比如黄连，单用黄连发挥健胃作用时，用1~3克，甚至0.5克，当它剂量大的时候就会败胃。半夏泻心汤里黄连的剂量是3克，这是它健胃的最大剂量，它用的是黄连配甘草。

（7）止吐：甘草还有止吐的作用。比如化疗引起的呕吐，西医常用激素比如地塞米松缓解，中医可以用甘草、半夏汤之类的处方，发挥止吐作用。

（8）长苔：生甘草还用来长苔。我们会用一些清轻之品加生甘草来促进舌苔生长，治疗舌苔花剥。这种方法不需要辨证，不管阴虚、阳虚、气虚、血虚引起的花剥苔都有效。

（9）替代皮质激素：如果用大剂量皮质激素治疗一些疾病，当皮质激素即将撤退、每天的激素用量达到15~30毫克的时候，疾病最容易反复，为了防止疾病反复，可以用甘草来替代皮质激素。

（10）中枢兴奋：甘草的类皮质激素样作用有中枢兴奋作用。肿瘤科就经常发现有的肿瘤患者用了皮质激素以后不仅吃得多了，而且晚上特别兴奋，不爱睡觉。麻黄附子甘草汤中甘草不仅配附子，也配伍麻黄增强中枢兴奋作用，可以治疗包括失眠、乏力、困倦等症状。

（11）同化作用：八珍汤或者十全大补汤，就是用了甘草的同化作用。它能促进血红蛋白的合成，刺激红细胞的增生，这也是甘草的类皮质激素样作用。所以八珍汤补气养血，有刺激骨髓造血的作用。我们用皮质激素治疗再生障碍性贫血，一是为了抑制免疫，一是为了促进血红蛋白的合成和红细胞的生成。

（12）允许作用：肾上腺皮质激素对肾上腺髓质激素有允许作用。详见麻黄法一节中对麻黄附子甘草汤的现代解读部分。

（13）解痉：甘草里还有黄酮，能解除肠道痉挛。甘缓缓急，它能解除肠道痉挛。调胃承气汤甘草就是个典型例子。大承气汤用大黄、芒硝、枳实、厚朴攻下。小承气汤不用芒硝，芒硝是一个渗透性的腹泻药，它使肠道的液体大量增加来稀释大便。所以不用芒硝的话，泻下作用就很轻，所以叫作小承气汤，而用了芒硝的叫作大承气汤。调胃承气汤不用枳实、厚朴这些理气药促进肠道运动、促进排便，而用甘草来解除肠道痉挛、缓和肠道痉挛。因为用了大黄以后，有一部分人会发生肠道痉挛、发生剧烈的腹痛，而调胃承气汤就不会腹痛。

承气汤又用于治疗"发汗后，腹胀满者"。除了用承气汤除胀，还有厚朴生姜甘草半夏人参汤，这个处方取效的关键在于剂量。厚朴生姜甘草半夏人参汤证是虚实夹杂的胀，即所谓的虚胀，有虚有实。厚朴、生姜、半夏都是25克，甘草是6克，人参是3克，他们之间的剂量比是8∶2∶1，这个比例一定不能变。厚朴、生姜、半夏是8，甘草是2，人参是1，来治疗虚实夹杂的腹胀，即《伤寒论》讲的"发汗后，腹胀满者"。所以它和承气汤一个是治疗虚胀，一个是治疗实胀。厚朴生姜甘草半夏人参汤治疗虚胀效果很好，关键是注意剂量和辨证。用它治疗实胀效果不好，那是有燥屎、需要去下。《伤寒论》还有其他原因引起的腹胀，这个处方效果也不好。兼有太阴脾虚和阳明胃实的虚实夹杂的腹胀可以考虑这个方。

（14）保肝：甘草有保肝功能。小柴胡汤的加减必用甘草，主要是甘草酸的抗炎、抗病毒和诱生干扰素发挥了保肝作用。

同时甘草还可以配海藻，这个是十八反，甘草配海藻用于治疗肿瘤和高脂血症很有效果。

2.甘草的副作用

在使用甘草的抗炎、抗毒、抗休克作用时，要考虑到皮质激素的副作用。如果要单用甘草，使用它快速的激素治疗作用，可以用到30~60克。用甘草时要注意它的假性醛固酮症的副作用，就相当于使用激素的副作用，大家可去看现代药理学里激素的副作用。

（1）甘令中满：甘草的类激素样作用影响消化系统。我们通过中药之间的配伍解决这种副作用。这是一个比较简单的问题。

（2）甘能生湿：我用大剂量的甘草去治疗红斑狼疮、类风湿性关节炎时，也要考虑到它的副作用。中医也有配伍，比如用茯苓配甘草来处理这个问题，还有麻黄配甘草，要么淡渗，要么发表，都能把甘草生湿的副作用去掉。最起码可以加除湿的药，比如皮科可以加土茯苓、苍术。除非患者是湿邪很重的皮损，这种人不要大剂量地使用甘草。其他的包括自身免疫病、肝病黄疸等，都可以大剂量使用甘草，可使用到30~60克。甘草小剂量使用时，可以用到3~9克。

（3）升高血压和钙丢失：甘草升高血压和钙丢失的副作用都可以通过配伍来拮抗。

3.甘草与皮质激素的区别

西医对处理皮质激素的副反应比较棘手，而中医有很多配伍的办法，处理甘草导致的升高血压、生湿、影响消化、丢钙等副作用，都不是问题。

中医使用甘草的类激素样作用，但是中医还有一大法宝，就是补充治疗。中医不仅是从外面补充皮质激素，还有内源性的治疗，可以直接促进皮质激素的分泌。因为外源性补充激素的副作用是抑制内源性的激素分泌。也就是说外源性的补充激素会导致患者自身分泌激素的水平更低，加重中医所讲的肾虚症状。长期服用甘草会进一步加重患者的肾虚。但是中医可以内外兼修，不仅可以从外源性补充，还可以从体内刺激激素的分泌，刺激下丘脑-垂体-靶腺轴分泌激素，比如熟地。把熟地和甘草配伍，把中医补肾处方和甘草一起用效果就很好。

补肾药物有个缺点，它通过影响下丘脑-垂体-靶腺轴促进激素分泌的增加，但是见效的时间相对慢，需要一定的时间，所以服药以40天为一个周期。而我们加上大剂量的甘草，一剂药就可以见到疗效。一个缓，一个急。但是单用甘草解决不了肾虚的问题，甘草不能解决最本质的内源性皮质激素水平低的问题。我们通过使用补肾的中药和甘草配伍，既能抑制甘草的副作用，又能解决患者自身激素分泌水平低下的问题。

另外甘草生用和炙用不同。尤其是在祛脾胃之火时，要特别强调炙用，大家可以去看《伤寒论》。解毒时要生用，比如大剂量甘草用于保肝降酶、恢复肝功或者食物中毒、自身免疫病。对于甘草解毒，如果要取它激素样作用时，常用大剂量的甘草比如30~60克，治疗自身免疫病如红斑狼疮，缓解皮损。

大概了解了甘草的药理作用，回头去看西医药理学的知识，再去分析中医的处方，就会发现中医处方中蕴含的道理简单而又清晰，就会收到很多意想不到的效果。

四逆汤中有干姜、附子、甘草，白虎汤中有石膏、知母、甘草。两方中的甘草相当于外源性激素。附子发挥的是内源性的调节皮质功能，知母也是内源性的调节皮质功能。附子用于阳虚，知母用于阴虚，一个重在改善皮质激素水平低下，一个重在调节皮质激素昼夜节律紊乱。临床上在很多情况下，都是甘草配附子或甘草配知母，分别解决肾阳虚和肾阴虚的问题。再如治疗阴虚的酸枣仁汤也是运用了知母配甘草的方法。

值得注意的是，在这两个处方里甘草还有佐制的作用，一个是兼制附子的辛温，一个是兼制知母的苦寒。甘草主要是针对附子的副作用，同时甘草还有解毒的作用，能解除附子的心脏毒性。甘草还能减轻内毒素血症的感染中毒症状，因此白虎汤中要用甘草。我们在《吴述伤寒杂病论研究》里讲述截断法"清热需解毒"时已做了详细阐述。虽然中药抗微生物的效果往往不及西药抗生素，但从白虎汤这个处方来看，在纠正感染的内毒素血症和感染中毒症状、提高对感染的免疫应答方面，中药有其显著的优势。

桂枝芍药知母汤证对应的病叫历节，现代多见于类风湿关节炎。这个处方里既用知母又用附子，两个药都具有调节肾上腺皮质的功能，同时又用了激素甘草。处方里的白术、防风能调节辅助性T淋巴细胞（TH）的功能，提高细胞免疫、抑制体液免疫，正好治疗类风湿。可见，玉屏风散用黄芪、白术、防风不是随便选的。因为在提高免疫的解表药中，只有防风调节免疫的作用最强，其他药物则不具备这样的作用。因此玉屏风散治疗虚人外感就必须用防风，而不能换成羌活、独活、白芷。桂枝芍药知母汤中麻黄是免疫抑制剂，芍药的免疫调节作用在后续的章节会详述，桂枝有解热镇痛作用，这些药物有机地组合在一起，就成了桂枝芍药知母汤。

四、中药与肾上腺素

人体肾上腺髓质分泌的肾上腺素本质是一种交感神经递质，是一种兴奋剂。所以肾上腺素水平高，交感神经的活性就高。肾上腺素水平低的人，精神萎靡不振，脉就沉。因为肾上腺素使动脉靠近体表，使脉位更加表浅。比如感冒之后，随后机体要发汗，带走发热，这就需要动脉靠近体表。所以肾上腺素水平低的人的脉就沉，脉搏没有力气，因为肾上腺素能刺激心脏收缩，能增加心脏跳动的频率，所以肾上腺素水平低的人心率就会减慢。因此肾上腺素水平低的人表现为脉沉、脉搏没有力气、心率减慢。这就是一个阳虚的人。

肾上腺素是交感神经递质，中药里的麻黄含有麻黄碱、伪麻黄碱、次麻黄碱，它就具备肾上腺素的作用。所以大家要了解麻黄的功能，去看西医药理学的肾上腺素一节，就知道麻黄有什么功能。当然，中药麻黄有它的好处，因为麻黄碱、伪麻黄碱、次麻黄碱，尤其是伪麻黄碱的心脏毒性低。肾上腺素能促进心脏收缩、增加心率，导致心慌，但是伪麻黄碱心脏毒性低，所以西医把它制成感冒药，就是这个原因。所以要补充肾上腺素的话，就要靠麻黄。关于什么情况下需要补充肾上腺素，可以去看西医药理学的肾上腺素一节。

麻黄是中医直接补充肾上腺素的一种药物。肾上腺素属于交感神经递质，能兴奋神经系统。所以很多兴奋性的药物都能提高交感神经活性，它们可以内源性的刺激肾上腺素的分泌，而麻黄是直接补充肾上腺素。比如麻黄附子甘草汤里麻黄直接补充肾上腺素，而附子能刺激肾上腺素和皮质激素分泌，甘草是个皮质激素，肾上腺素和皮质激素有相互的协同作用。这就是麻黄附子甘草汤用来治疗精神萎靡——"但欲寐"的原因。

五、麻黄法

我们学方剂，首先要知道桂枝汤、麻黄汤，如果把麻黄搞清楚了，再去看《伤寒论》就会清楚很多。从西医的角度讲，麻黄的有效成分主要是麻黄碱、次麻黄碱、伪麻黄碱，它们的作用很近似，都有拟肾上腺素样作用，只是毒副反应稍有不同。自主神经系统有两大类，一个是交感神经，一个是副交感神经，又叫作肾上腺素能神经与胆碱能神经。而麻黄碱具有拟肾上腺素活性，可活化交感神经系统。把这个问题搞清楚了，再学习麻黄的作用就很清晰了。

1.麻黄使用指征

麻黄的使用指征之一是肤黄。肤黄不是黄疸，指的是皮肤晦暗的黄色，皮肤发黄说明湿在肌表，这是麻黄的一个适应证。二是面浮。面浮是面部浮肿，还不等于水肿，面浮是肾上腺皮质功能低下导致的一个慢性病容。由此可见，麻黄的前两条使用指征，一个是肤黄湿在表，一个是面浮即可汗，也就是皮肤稍微显黄色和面部有浮肿感。另外一个是瞳孔缩小。这类患者是少阴寒化证，迷走神经兴奋，影响虹膜辐状肌，导致瞳孔缩小，并且目光迷离、没有神气，看着没有光彩。反之，少阴热化证的患者交感神经兴奋，目光炯炯，往往是阴虚火旺。瞳孔就是中医讲的命门，具体参见《难经》。

麻黄证的脉一般来讲多见迟脉，也有脉数的。比如西医治疗休克用肾上腺素，休克早期的脉搏加快，可以见数脉，这是休克早期的一个反应，西医用肾上腺素治疗休克。所以麻黄证也可见数脉，但多见迟脉。另外，《伤寒论》讲麻黄汤证是紧脉，这是寒性收引的原因。

2.麻黄药理

（1）发表：麻黄汤非常重要。以后很难有机会像讲麻黄汤这样，详细地讲解《伤寒论》中的一个处方。我们以讲解麻黄汤为例，让大家更深刻地思考和理解中医。

大部分人都得过感冒，中医治疗风寒感冒用麻黄汤，当然也可以用西药治疗。西医医生会开康泰克，康泰克就是伪麻黄碱加上解热镇痛药；有的西医医生会再加激素，比如5毫克的泼尼松，症状缓解会更迅速；感冒除了引起卡他症状，还会引起咳嗽，所以有的医生会再加去咳片。康泰克（伪麻黄碱加上解热镇痛药）加泼尼松，再加止咳片就构成了西医治疗感冒的复方配伍。

麻黄汤的构成：第一是麻黄，主要成分是麻黄碱、次麻黄碱和伪麻黄碱，能收缩鼻黏膜血管，缓解鼻塞、流鼻涕。可以口服或局部滴鼻。第二是桂枝，桂枝的一个重要作用是解热镇痛，配麻黄能增强麻黄的发汗作用。因为麻黄本身收缩血管，虽然它可以扩张肌肉的血管，但它对内脏的血管和皮肤血管的作用是收缩的。这些血管被收缩后，它发汗的力量并不强，加上桂枝的扩血管、解热镇痛作用之后，麻黄的发汗作用就显著增强了。桂枝实际上相当于康泰克里的解热镇痛药。第三是甘草，甘草酸具有拟肾上腺皮质激素的作用，类似于泼尼松。第四是杏仁，主要成分是苦杏仁苷，能化痰止咳平喘，类似于西医的止咳片。大家可以发现西医处理感冒是这几个药，中医的麻黄汤其实还是这几个药。如果这样去分解麻黄汤，就会觉得中医不是那么复杂，麻黄汤是伪麻黄碱加解热镇痛药，再加一个激素和化痰止咳平喘药。

麻黄汤里的桂枝，主要有效成分是挥发油，占桂枝重量的0.7%左右，不到1%。桂枝的挥发油有一个特点，它由呼吸道排出。它对呼吸道炎症有明显的抗炎、祛痰、止咳作用，能增强杏仁的疗效。所以在麻黄汤里，桂枝既增强麻黄的发汗作用，又增强杏仁的化痰止咳平喘作用。

（2）安眠：《伤寒论》说："少阴之为病，脉微细，但欲寐也。"但欲寐就是想睡觉睡不着。这种失眠的患者白天很困，精神差，晚上也睡不好，就可以用含麻黄的处方治疗，如麻黄细辛附子汤。服药时间也有讲究，早上、中午服药，晚上不服，因为晚上服了含麻黄的中药容易兴奋，而治疗的目的是让他白天兴奋，晚上抑制。

（3）提神：麻黄具有提神作用，可以用来作为兴奋剂，对白天困顿、精神不好的人有效。但是运动员不可以用它，更不能用来非法制毒。

（4）温阳：肾上腺素具有支持循环的作用，能改善末梢循环。所以西医用来治疗休克，中医用麻黄治疗肢冷，如麻黄细辛附子汤。再如麻黄的温阳作用也可以用来治疗冻疮。

（5）利尿：有的患者使用麻黄后不出汗，常表现为小便多。

（6）除湿：脾为生湿之源，所以用麻黄利湿常配白术，如麻黄加术汤。《伤寒论》里不分苍术和白术，如果走表用苍术更好；或者配薏苡仁，如麻杏苡甘汤治疗病毒感染导致的疱疹、白痦等，薏苡仁用量是90~100克。

（7）壮阳：阳痿有两种情况，一种情况是不兴奋，可以用麻黄细辛附子汤；第二种是他虽然很兴奋，但是不能勃起。这通常是少阳湿热下注，不能用麻辛附子汤这类处方。即便是第一种不兴奋的人，用麻黄细辛附子汤也要注意，因为这个是壮阳药，需要和补肾填精的药配合使用，如单用壮阳药容易耗散精气，导致早衰。

（8）缩尿：麻黄治疗遗尿的机制是兴奋肾上腺能神经，增加膀胱括约肌的张力。如配伍补肾填精的药物更好，可以减少夜间尿液的分泌。

（9）除痹：麻黄治疗免疫性疾病，常与甘草合用。甘草有皮质激素样作用，肾上腺素有免疫抑制作用，所以麻黄和甘草合用能除痹，常用来治疗风湿免疫病。

（10）疏风：可以用麻黄治疗过敏性疾病，也是用其肾上腺素样免疫抑制作用。

（11）攻坚：《神农本草经》中讲麻黄有攻坚作用，"除癥瘕积聚"，代表处方是阳和汤。我们研究过麻黄碱和山莨菪碱，一个是拟肾上腺素能药物，一个是胆碱能的拮抗剂。麻黄碱和山莨菪碱能调节cAMP和cGMP，即第二信使，调节交感、副交感平衡，能治疗一些阳虚型的肿瘤。研究发现，麻黄的除癥作用不是很强，临床中需要大剂量的使用，代表处方是阳和汤。

（12）疗疮：这里的疮指的是疽证，即阴疽，包括很多癌性溃疡，如乳腺癌翻花溃破，可用阳和汤治疗。

（13）治疗嗜睡："少阴之为病，脉微细，但欲寐也"，"但欲寐"既包括睡不着，又包括嗜睡。因为麻黄具有中枢兴奋作用，能兴奋中枢神经系统，所以能治疗嗜睡。

（14）减肥：麻黄的发汗和利尿作用，可以用来减肥。主要适用于面部水肿、肌肉脂肪松弛、毛孔扩大的虚胖患者，使用麻黄类方减肥，有的人体重不减，但是形体塑造得很好。

（15）通经：麻黄对月经后期的患者有通经作用，代表处方是葛根汤。

（16）抗疲劳：因为肾上腺素能神经可以刺激骨骼肌，能抗疲劳，同时可以治疗肌无力。

（17）生发：这种脱发的患者毛孔大，可以使用麻黄，代表方是防风通圣散。

（18）解痉平喘：这是因为肾上腺素具有扩张支气管的作用。

（19）疗乳：麻黄能治疗乳腺疾病。比如葛根汤的一个作用是丰胸，同时麻黄能抑制乳腺增生。葛根汤能丰胸主要是因为葛根有拟雌激素作用，抑制乳腺增生则需用阳和汤。

麻黄的药性特点是具有双向调节作用。一是既治失眠又治多睡，前面讲了原因。二是既利尿又缩尿。麻黄通过发汗来发挥利尿作用，主要是伪麻黄碱有利尿作用，即中医讲通过发汗可以除湿。同时通过增加膀胱肌的张力来治疗遗尿。三是既发汗又止汗。发汗主要是用麻黄，止汗用麻黄根。四是既壮阳又拔肾。壮阳是指麻黄可以治疗阳痿这类疾病；麻黄也能拔动肾根，比如小青龙汤误用后出现逆证，导致哮喘持续、心功能不全等，这些逆证用真武汤来救治。五是既增强免疫又抑制免疫。关于增强免疫，比如麻黄细辛附子汤治疗体虚易感，能增强免疫。它又能抑制免疫，治疗自身免疫病。比如麻黄配附子增强的是细胞免疫，抑制的是体液免疫。体液免疫功能（亢进）导致了自身免疫疾病，细胞免疫功能低下导致了患者容易感冒。

麻黄的主要有效成分是麻黄碱，麻黄碱对血管的作用是复杂的，与受体类型和剂量有关。小剂量的麻黄可扩张末梢循环，增加末梢循环的灌注量。麻黄可以收缩鼻黏膜血管，用于缓解鼻塞症状，同时其类肾上腺素作用又可以扩张冠状动脉。

关于剂量的问题，麻黄的用量是3~50克。《伤寒论》里麻黄汤的剂量并不大，才用三两，如果按照常规的折算方法，一般就是10克；但是越婢汤这类的处方，麻黄用六两就是20克。还有个问题，大剂量麻黄容易引起心悸、心烦。《伤寒论》里讲要先煮麻黄，去上沫，然后再煮其他药，这样麻黄的副作用会小一些。大剂量使用麻黄时，就不再取其发表的作用。比如说，治疗乳腺增生、乳腺癌，我常用的是炙麻黄，大概是30克，也用过40克、50克。我们研究过使用大剂量麻黄时，治疗肿瘤的效果会更好一些。

我们通过一个病例来理解麻黄的作用。有位老师谈到一个病例：他治疗了一个恶寒很严重的患者，即使夏天也要穿厚衣服，不能吹风扇、吹空调，用麻黄附子甘草汤之类的处方治疗了三四年，患者恶寒的症状完全消失，夏天可以穿短袖外出。她把这个病例讲给西医同行听，他们并不认可，认为怕冷属于神经官能症，患者本来就没有病，医生也并没有治好什么病。这位患者检查过甲状腺素水平、皮质激素水平，均在正常范围内，或者可以把这种正常叫作所谓的"正常"，因为皮质激素分泌有昼夜节律，所以它的正常值范围很大。他问我是否要做大规模的临床研究来证实疗效。

我问了他两个问题：第一，有无做过皮肤划痕试验。他说患者的皮肤划痕症试验阳性。皮肤划痕试验是西医用来检查交感、副交感神经兴奋性的。皮肤划痕试验阳性说明副交感神经兴奋性高、交感神经兴奋性低，即儿茶酚胺水平低、肾上腺髓质激素水平低。肾上腺髓质激素就是肾上腺素、去甲肾上腺素这类物质，中医有一个典型的药物麻黄，麻黄碱就发挥肾上腺素、去甲肾上腺素的作用。皮肤划痕试验阳性就属于中医的表寒证，就应该用麻黄。第二，有没有看患者的瞳孔。《灵枢经·根结》篇中讲："太阳根于至阴，结于命门。命门者，目也。"《难经》里命门就是瞳孔。西医解剖学讲，瞳孔的大小受两种肌肉支配，一种叫瞳孔括约肌，围绕在瞳孔的周围，主管瞳孔的缩小，受动眼神经中的副交感神经支配；另一种叫瞳孔开大肌，在虹膜中呈放射状排列，主管瞳孔的开大，受交感神经支配。如果观察到患者瞳孔缩小，说明副交感神经兴奋、交感神经抑制，即中医讲的阳虚，这个时候要用温药。麻黄碱的拟肾上腺素作用能兴奋交感神经，能扩大瞳孔。如果看到患者的瞳孔缩小，就可用麻黄。

甘草的作用可见前面的甘草法。它最主要的物质成分是甘草酸，有肾上腺皮质激素样作用，类似泼尼松的作用。甘草在这里起"允许作用"。肾上腺皮质激素比如泼尼松这类药物对某些细胞没有直接作用，比如血管平滑肌细胞，但它们却会增强其他药物对血管平滑肌细胞的作用，这种现象称为激素的允许作用。比如甘草本身不影响血管平滑肌的收缩，但是它能增强麻黄碱对血管的作用，这叫皮质激素的允许作用，即肾上腺皮质激素对肾上腺髓质激素的允许作用。其本质就是一种协同作用，在麻黄附子甘草汤里就是君臣佐使作用。患者没有查髓质激素水平，她的交感神经功能低下导致外周血管收缩，怕冷。她的甲状腺激素水平正常，基础代谢是正常的。另外还有一个强心药附子，它能增强心脏兴奋性、提高心排血量，增强血管内血液的输出，进而改善怕冷症状。

因此，麻黄附子甘草汤可用来治疗雷诺病、心功能不全（除舒张期心力衰竭）、冻疮以及阳虚的肢端冷等，都是基于上述的作用机制。

西医在抢救休克时常用三种药物：洋地黄类药物（如地高辛）、肾上腺素、去甲肾上腺素类药物（儿茶酚胺类）和激素。而在麻黄附子甘草汤的配伍中，附子中的乌头碱能产生洋地黄类作用，麻黄中的麻黄碱发挥拟肾上腺素作用，甘草的甘草酸产生类肾上腺皮质样作用。西医讲的激素的允许作用，在麻黄附子甘草汤里是甘草和麻黄的君臣佐使关系。

有位老师补充说她在治皮肤病时，只要有划痕症，就用麻黄附子甘草汤。它的使用机制就是患者的交感神经抑制、副交感神经兴奋。

肾上腺素是一个免疫抑制剂，所以当肾上腺素水平低下时，人的免疫系统是活化的，这种情况下容易发生皮肤病，比如冷性荨麻疹。所以麻黄附子甘草汤治疗皮肤病很容易理解。在这种情况下，附子也会发生免疫抑制作用，这个机制完全可以和西医说得很清楚。

从这个病例来看，西医认为莫名其妙的病，他们无法理解以至于强烈抵制中药的疗效，经过上面的分析，我们做出了一个西医认同的解释。实际上，中医治愈的许多疑难杂病所用的处方，都可以有西医认同的解释。我们对麻黄附子甘草汤的讲解，没学过中医的西医也可以搞明白。这里麻黄的使用有两个独证：一是有划痕症，二是瞳孔缩小，都是由于肾上腺素水平低下导致的。

3.麻黄禁忌证

（1）大汗亡阳：这个副作用在过去可怕，现在已经不再可怕。现在有很多的解决办法，如输液及补充电解质。

（2）心悸：有的人用了麻黄会出现心悸，特别是流出道梗阻的患者用了麻黄后可能引起严重的心悸。因为麻黄有一定的强心作用，配伍附子以后强心的作用更加明显，能增强心脏的收缩。但是如果心室的瓣膜畸形、出口狭窄，或者心室肥厚，当心脏强烈收缩时血液不能流出心脏，会出现逆证。同时，按照《伤寒论》的说法，煎煮麻黄的时候要注意换水，去白沫。

（3）尿潴留：麻黄是拟肾上腺素能药物，单独使用时有的人会小便不利，比如部分前列腺增生的患者会产生尿潴留，但是可以通过配伍去拮抗这种副作用。

（4）失眠：麻黄有中枢兴奋作用，尤其是夜间服用时，有一部分患者容易导致失眠。

（5）拔肾：误用小青龙汤会导致拔肾，也就是拔动肾根，如果用麻黄细辛附子汤来壮阳，有时也会容易出现拔肾的问题，所以要加一些补肾的药物。用小青龙汤为什么会出现拔肾呢？因为小青龙汤的配伍里有温药、没有补药，如果合上金水六君煎，小青龙汤就不容易出现拔肾的副作用。

（6）升阳：麻黄碱能导致血压升高。

4.拮抗药物

在治疗阳明经病的麻黄与石膏的配伍里，石膏能拮抗肾炎的炎症反应，能拮抗麻黄引起的高动力循环，能抑制交感神经兴奋性。麻黄引起的副作用主要有几个：第一，前列腺增生，这种人用了麻黄可导致尿出不来；第二，高动力循环。高动力循环导致心慌，导致血压升高。因为心排血量增加了，会引起心悸、血压升高，甚至出现晕厥、中风、眩冒，这些都是高动力循环引起的。第三，交感神经兴奋。交感神经兴奋最常见的副作用就是晚上睡不着觉。用了麻黄以后失眠，这就是交感神经兴奋。麻黄的副作用可以被石膏拮抗，可参见前面讲的白虎汤证的基本原理。所以石膏可以拮抗肾炎的炎症反应、抑高动力循环、抑制交感神经兴奋。但唯有一点它不能拮抗，即麻黄导致前列腺增生患者尿潴留。如果老年人的前列腺增生很明显，他可能对麻黄很敏感，用了石膏以后，如果没有完全拮抗它的交感神经活性，他可能尿出不来，形成尿潴留。但是肾病综合征、肾小球肾炎很少出现这种情况，因为这些病的基本病理机制就决定了它们很少出现这种情况。这是处理急性肾小球肾炎、肾病综合征时，退患者水肿最快、最迅速的一个办法。这个方法对慢性肾功能衰竭效果不好，因为慢性肾功能衰竭患者的肾解剖结构改变了。如果患者不是因为慢性肾功能衰竭导致的严重肾病，用这个方法有可能取得很好的疗效，使用时关键是剂量。

用麻黄和有汗无汗没有绝对的关系。众所周知，脉紧无汗用麻黄汤，脉缓有汗用桂枝汤。其实不能这么刻板，用麻黄不在于有汗无汗。无汗的用麻黄，有汗的也可以用麻黄，关键在于如何配伍。麻黄配桂枝一定是用于无汗的。但是对有汗的，麻黄就不配桂枝，比如麻杏石甘汤证就是有汗的，这类处方麻黄就不配桂枝，这时使用的是麻黄平喘、除湿等其他的作用。所以有汗的时候也可以用麻黄，但不能配桂枝。对无汗的，麻黄必须要配桂枝，因为麻黄收缩血管加上桂枝的解热镇痛作用，才能起到很好的发汗作用，即西医的新康泰克模式。所以要想使用麻黄的发汗作用，就要配上桂枝，配上桂枝后麻黄就具有明显的发汗作用。如果不配桂枝，麻黄的发汗作用就很轻。

六、中药与性激素

人体的性激素主要有雄激素、雌激素和孕激素。男人和女人体内都有雌激素、雄激素和孕激素。雌激素在女性体内主要是维持女性的性征，如女性乳房丰满就依赖于雌激素，女性的第二性征是靠雌激素来维持。孕激素支持女性的生育问题。雄激素维持女性的性欲，雄激素水平高的人性欲强。雄激素高的人会有一些外在的表现，通过看一个人的体征，可以发现一些内分泌的特征。

1.补充性激素药物

（1）补充雄激素药物：补充雄激素有两个代表性药物。一个是鹿茸，鹿茸是雄鹿进入青春期未角化的幼角。角化的叫鹿角，鹿角是鹿的第二性征，是雄性的特征。鹿角很漂亮，雄鹿靠角去吸引雌鹿，打架也靠鹿角，鹿角受雄激素的影响。雄鹿的鹿茸就含有大量的雄激素，因为雄激素可以促进鹿茸的生长，最后角化形成鹿角。这是第二性征。动物界跟人类社会不一样，动物界是雄性比较美观，它受雄激素的影响。

第二个药物是睾丸。雄性动物的第一性征就是睾丸，中医称动物的睾丸为外肾，比如海狗的睾丸。睾丸合成、分泌雄激素，里面就含有雄激素。海狗肾比较稀少，常用狗肾代替。叶天士还常用羊肾，即羊的睾丸，这个比较容易获得。可以直接用睾丸来补充雄激素。

以上这些药物里面含有大量的雄激素，都可用于补充雄激素。

阳和汤里用了鹿角胶，鹿角胶含有雄激素，可以拮抗雌激素，用于乳腺癌、乳腺增生的治疗，实际上相当于内分泌治疗。能补充雄性激素的药物有很多，阳和汤偏偏选了鹿茸或鹿角胶（原方是鹿角胶）。这是因为鹿茸或鹿角胶有一个特殊的作用，它不仅能升高雄激素水平，还能促进生长发育、减轻疲劳，能促进血细胞的生成，这些都是雄激素的作用。增强心率、增强心排血量、抗疲劳，这些都是雄激素的作用。鹿茸还有一个特殊作用，它能促进伤口的愈合，增强再生功能。这个促进伤口愈合的功能就太有用了，能用来治疗阴疽。它在药理上既能促进伤口的愈合，又能促进骨折的愈合。在这些升高雄激素的药物中，鹿茸促进伤口愈合的作用是其独特的个性。升高雄性激素的药物有很多，比如淫羊藿、仙茅，但是恰恰鹿茸表现出一个强烈的促进伤口愈合、增强再生作用的功能。这就是阳和汤能治疗阴疽的原因，比如癌性溃疡，或者结核形成的冷脓肿导致的溃疡等阴性溃疡。

（2）补充雌激素药物：补充雌激素的药物首先是雪蛤。雪蛤是雌性林蛙的生殖系统，含有大量的雌激素，和人的雌激素高度同源，具有人雌激素的作用。所以女性吃了木瓜炖雪蛤，青春不老，因为雌激素能延缓衰老。但是吃多了雪蛤容易得癌症。雪蛤能使皮肤变得白里透红、肌肤细腻，就是雌激素的作用。皮肤白里透红、肌肤细腻是女性的特征。蜂蜜也含有动物雌激素。

另外，葛根、豆豉、木瓜是补充植物雌激素的药物。奔豚汤可以治疗女性更年期综合征，奔豚汤里就有葛根，用大剂量的葛根可以补充雌激素。雌激素有镇静作用，所以女性温柔娴熟。女性到了更年期，雌激素水平降低，情绪不稳定，恨不得打人，比如栀子豉汤证的"反复颠倒，心中懊憹"。淡豆豉含有大豆甾酮，也具有雌激素作用。木瓜也可以补充雌激素，雌激素水平低可导致腿抽筋，可用木瓜去缓解。

以上就是补充动物雌激素和植物雌激素的药物。

（3）补充孕激素药物：补充孕激素的代表药物就是胎盘，胎盘里含有大量的孕激素。因为胎盘是妊娠时才有的，大量的孕激素用来维持胎儿的生长发育，所以服用胎盘就可以补充孕激素。

（4）补充甾体：性激素的合成需要甾体。甾体来自胆固醇，人体不能合成胆固醇，必须从食物中获取，主要来自动物类食物——肉食，比如鸡子黄就富含胆固醇。黄连阿胶汤用鸡子黄镇静，治疗"心中烦，不得卧"，它可以直接补充胆固醇，发挥镇静的作用。出家人不吃肉，因为要清心寡欲，就要让性激素保持一个低水平。当然更主要的原因是慈悲，动物也有生命，不能随便杀它。

以上讲的是直接补充性激素的问题。西医也可以直接补充雌激素、雄激素、孕激素。

2.促进性激素分泌药物

中医除了直接补充性激素，还可以刺激性激素的分泌。

（1）刺激雄激素分泌药物：刺激雄激素分泌的代表方是二仙汤，主要药物是淫羊藿和仙茅。淫羊藿之所以叫淫羊藿，是因为雄激素维持性欲，牧民为了使羊交配产仔，就给它吃淫羊藿。仙茅的植物长得就类似生殖器。二仙汤能刺激雄激素的分泌。

蜂房和蛇床子也具有刺激雄激素分泌的作用，可以治疗阳痿。淫羊藿、仙茅、蜂房、蛇床子四种药物都能治疗雄激素水平低导致的阳痿，都能提高雄激素分泌水平。

（2）刺激雌激素分泌药物：刺激雌激素分泌的药物是补骨脂。补骨脂的活性以刺激雌激素分泌为主。所以中医男科大夫治疗前列腺增生、前列腺癌等疾病，就用青蛾丸，主要是用其中的补骨脂。而中医妇科医生治疗乳腺增生，常用二仙汤、淫羊藿。补骨脂是提高雌激素分泌，淫羊藿提高雄激素分泌。男科医生用补骨脂来拮抗雄激素，女科医生用淫羊藿来拮抗雌激素。一个治疗前列腺疾病，一个治疗乳腺疾病，药物作用不同，千万不能用反。

当然，雌激素、雄激素、孕激素这三种激素是相互转化的。还有很多药物有双向调节作用，同时能提高或调节雌激素、雄激素的水平，哪种激素的水平低，就对哪种激素有调节作用，代表药物是海马和蛤蚧。海马和蛤蚧就能同时调节雌激素和雄激素，表现出了双向调节作用。

（3）刺激孕激素分泌药物：调节孕激素的代表药物是菟丝子。它能调节黄体酮的分泌，代表方是寿胎丸。妊娠后黄体酮水平低，就可以考虑用大剂量的菟丝子，例如寿胎丸可以治疗习惯性流产或不孕。

这些都是内源性的刺激性激素分泌的药物。前面讲到了直接补充性激素的药物，西医也有直接补充性激素的药物，但内源性的刺激性激素分泌是中医的特色。这是中医和西医不同的地方。中医不仅可以直接补充性激素，还可以刺激激素的分泌，因为直接口服补充激素其实会抑制内源性激素的分泌，内源性的刺激性激素分泌是中医的特色。

3.抗性激素药物

（1）抗雌激素药物：抗雌激素的代表药物是没药和乳香。对没药和乳香的抗雌激素作用，我们做过非常深入的研究。大家可以去看我们对犀黄丸的研究，证实了没药可以拮抗雌激素受体ER，而乳香可以拮抗雌激素的分子伴侣HSP90，对没药起到协同作用，能增强没药的抗雌激素作用。这也是用犀黄丸治疗乳腺癌、乳腺增生时，选择活血化瘀药时选择乳香、没药的根本原因。王洪绪的家传秘方犀黄丸治疗乳腺增生、乳腺癌有特殊疗效。犀黄丸由麝香、雄黄、乳香、没药组成，乳香、没药活血化瘀。那么多的活血化瘀药，犀黄丸恰恰选择了乳香、没药，这是几代人千锤百炼的结果，没有随便选三棱、莪术、桃仁、红花。乳香、没药具有抗雌激素的作用。

另外紫草也能抗雌激素，作用于子宫内膜，它能止血，治疗雌激素水平高导致的子宫出血。还有瞿麦、天花粉也有抗雌激素对子宫内膜的作用，治疗雌激素水平高导致的子宫出血。大家去看吴门验方缩经汤，专门讲了子宫内膜增生出血的治疗，肿瘤验方里也有对这些药物的使用，都是由于它们的抗雌激素作用。

（2）抗雄激素药物：抗雄激素的药物有泽泻和黄柏。中医认为泻相火的药物有泽泻、黄柏和黄芩，代表性药物就是泽泻、黄柏。比如柴妙饮，治疗早泄。治疗这种早泄用补肾的办法没有效，因为患者雄激素水平不低。这种早泄是因为雄激素水平偏高，兴奋的频率偏高，见到女人就兴奋，但是性交时间非常短。柴妙饮治疗早泄，里面就有泽泻、黄柏，即中医讲的相火妄动。这都是抗雄激素的药物。

当然，针对激素的补充治疗，我们有好多办法。其中吴门验方有两个代表方，一是太乙洗髓膏，一是双补丸。太乙洗髓膏复形质，百日为期，一百天不够，乘以三，连用三年，每年秋天开始服用一百天。双补丸尤其擅长于激素撤退时。

4.调节性激素的常用中药

（1）女贞子："女贞子"这味药顾名思义，第一，妇科经常用它，女性经常用它，比如治疗肝肾阴虚的更年期综合征导致的潮热、汗出。女贞子含有的雌激素——雌二醇有镇静的作用。更年期女性容易出现失眠、潮热、汗出、烦躁等情绪的改变，低雌激素的人容易出现这些症状。而女贞子能补充雌激素，"贞"就是说女性要显得淑女一点，所以叫"女贞"。总之，女贞子补充雌激素，发挥镇静作用，能治疗潮热、汗出、烦躁等症状，这是女贞子的一个特点。

女贞子能升高雌激素，其实女贞子里面还含有微量的雄激素，这就是阴中求阳，但是它主要对女性，表现为雌激素样作用。

（2）淫羊藿：牧民用淫羊藿给羊催性，从而导致羊发情、产仔。男性常用这个药，它含有雄激素。雄激素主要是刺激睾丸和精囊的发育，还能使男性分泌更多的精液。淫羊藿通过促进精液分泌、充满精囊，然后刺激人体的感觉神经，传导到大脑。大脑再通过神经传导到骶丛，兴奋副交感神经。副交感神经兴奋导致阴茎的血管平滑肌舒张，导致阴茎充血、压迫海绵体，从而导致阴茎勃起。这是阴茎勃起过程的局部机制。

（3）补骨脂：补骨脂的特点是能促进雌激素分泌，所以男科经常用它来治疗前列腺增生和前列腺癌，这是它的特点。

二仙汤出自《妇产科学》一书。二仙汤有仙茅、淫羊藿、当归、巴戟天、黄柏、知母，可以用来治疗更年期综合征，这个方可以为女性补充雄激素。我们用它来治疗好多疾病。二仙汤能使孕激素、雄激素水平升高，也可使女性雌激素水平升高，治疗更年期综合征。当雄激素、孕激素水平低的时候，它表现为促雄激素、促孕激素作用。牧民给羊吃淫羊藿，导致羊发情、交配、产仔，这是淫羊藿的由来。仙茅长得就像生殖系统。所以二仙汤是促进女性雄激素升高的一个代表处方，用来治疗阴易类的疾病。

如果是治疗男性雄激素增多，多用《太平惠民和剂局方》的青蛾丸，用核桃肉、补骨脂、杜仲，治疗男性的雄激素水平增高，比如前列腺增生等疾病。

同样是肾虚或肾精亏虚，大家要注意，一个用了淫羊藿，一个用了补骨脂，不要搞错。性欲是靠雄激素控制的，淫羊藿更偏重于促进雄激素水平升高，所以我们治疗乳腺癌用淫羊藿。而男性前列腺增生用补骨脂，因为补骨脂刺激雌激素水平增加。淫羊藿偏重于促进雄激素水平升高，补骨脂偏重于促进雌激素水平升高。

（4）蛇床子：蛇床子能提高雄激素水平，能杀虫，所以蛇床子经常用于治疗女性性欲低下和男性的阳痿。

淫羊藿还能提高孕激素。淫羊藿和补骨脂都能补骨，但是淫羊藿是偏重于补充雄激素，而补骨脂能补充雌激素。雌激素维持女性性征，所以雌激素水平高的女性容易得乳腺增生、乳腺癌；孕激素维持生育，淫羊藿还能提高孕激素。

从这里我们可以看到中药的作用同中有异、异中有同。淫羊藿和补骨脂都能补骨，但是淫羊藿能补充雄激素、孕激素，补骨脂能补充雌激素。淫羊藿和女贞子都能补肾，但是女贞子对女性以补充雌激素为主，可以治疗女性更年期综合征，而淫羊藿更擅长于补充雄激素和孕激素。蛇床子、淫羊藿都能补充雄激素，都能治疗男性阳痿，也能治疗女性的性欲低下，但是蛇床子还能杀虫，治疗女性泌尿生殖系统的感染。补骨脂和女贞子都能用于补充雌激素，女贞子同时还含有微量的雄激素。女性体内的三种激素，雌激素维持女性特征，孕激素维持妊娠，雄激素维持女性的性欲。补骨脂的代表方是青蛾丸；女贞子的代表方是二至丸；淫羊藿的代表方是二仙汤；蛇床子的代表方是《金匮要略》蛇床子散。大家可以看到补骨脂、女贞子、淫羊藿、蛇床子这些药物同中有异、异中有同。

七、雄激素相关疾病

雄激素属于中医肾的范畴，补肾可以提高雄激素水平。但是雄激素是肾的什么东西呢？为什么用金匮肾气丸、六味地黄丸对雄激素水平低的患者有一点效果，但效果不好呢？

雄激素是中医讲的外肾的范畴，对男性来说外肾就是两个睾丸。雄性激素主要是外肾产生的——而不是内肾。金匮肾气丸补的是肾气，是内肾范畴，内肾包括肾和紧贴着肾的肾上腺。肾上腺也能产生一点性激素，但是它不是产生性激素的主要器官，它主要产生肾上腺皮质激素、肾上腺髓质激素（包括肾上腺素）。紧贴着肾脏上极的腺体叫肾上腺，它属于中医讲的肾气范畴。所以金匮肾气丸治肾脏病、免疫病效果好，因为免疫病和皮质激素水平有关系，皮质醇或皮质酮与这些疾病的关系密切。所以用金匮肾气丸、六味地黄丸补的是内肾，是肾气，如果用它去治疗性激素水平低的患者，多少有点效，但是效果肯定不太好。

肾包括了内肾和外肾，内肾主要指肾脏和肾上腺，它主要分泌肾上腺皮质激素和肾上腺髓质的肾上腺素，它也分泌少量的性激素，但主要是分泌皮质激素和肾上腺素。皮质激素又包括了皮质醇和皮质酮，所以肾脏和紧贴着肾脏上极的肾上腺都属于内肾的范畴。中医讲"五行五脏"，它把有形的脏腑功能和调节系统比如神经-内分泌-免疫轴，包括精神活动分到了五脏上，所以中医的藏象，比如中医的肾比西医的肾含义更广泛，它包含了西医的肾脏、肾上腺、性腺这些东西。

中医的外肾在男性就是指两个睾丸，它属于中医肾精的范畴。所以对性激素水平低的人，需要去补肾填精。肾气丸有点效，因为内肾也分泌一点点性激素，但主要是由睾丸来分泌。对外肾的治疗应该是左归丸、右归丸、五子衍宗丸这些补肾填精的处方，也就是说要提高《黄帝内经》说的"天癸"的水平。男女都有天癸，女性二七天癸至，男性二八天癸至，主要是指雌激素、孕激素、雄激素，甚至包括催产素、促乳素。这三种激素男女都有，比如说女性，雌激素维持第二性征；孕激素管生殖，它与怀孕很密切；雄激素管性欲，女性雄激素水平低，性欲就比较低。所以提高雄激素水平要去补肾填精，这治疗的是外肾，主要的用方不是肾气丸，而是在肾气丸的基础上，加了填精的药物，衍化出左归丸、右归丸或者五子衍宗丸。

所以大家首先要明白，雄激素是肾精、是天癸，主要产生部位是在外肾，不是内肾。

雄激素会影响很多东西，它和很多疾病的关系很密切，大概有二十多种疾病可以考虑从雄激素水平上去做一定的调节，有一些效果。

1.皮脂腺分泌旺盛

大家都知道雄激素水平高的人皮脂腺分泌旺盛，比如痤疮，又叫作青春痘就是由于皮脂腺分泌旺盛导致的。之所以叫青春痘，是因为二七、二八以后性发育了，性发育之后进入性激素分泌的第三个高峰。性激素分泌的第一个峰在妊娠的中晚期；第二个峰是出生后一两岁的时候；第三个峰是性发育以后，这是性激素分泌最高的一个峰。性发育后，如果皮脂腺分泌旺盛、排出受到阻碍，继发感染了，就容易得痤疮，又叫青春痘。好多长青春痘的人结婚以后，青春痘就会缓解；另外随着年龄的增加，雄激素水平降低了，青春痘也会缓解。一般，老年人不会长痤疮。正常情况下，雄激素水平随着人的衰老而下降。

所以从痤疮的治疗上来讲，就是要去泻相火。皮脂既然是属于脂代谢的范畴，它就属于少阳夹湿证。因为脂代谢的核心器官就是中医讲的肝。痤疮受雄激素的影响，所以我们把它定为少阳夹湿证。治疗皮脂腺分泌旺盛导致的痤疮，关键就是黄芩、茵陈、泽泻这些泻相火的药物。如果长在脸上，加枇杷叶清肺，枇杷叶是肝肺两清。选枇杷叶不选桑白皮，是因为枇杷叶有清肝作用，这是对痤疮的基本治疗。苍术也走肝经，能补肝明目，它不仅是除湿的药，它还补充维生素A，而维生素A就储存在肝脏，所以苍术治维生素A水平低的夜盲症。所以可以用上面这些药物去治疗痤疮，这是基本方，然后再根据患者的情况进行调整。

皮脂腺分泌旺盛会导致阴囊汗出。阴囊汗出就是男性的阴囊潮湿、汗出如油，有一种特殊的臭味。当然大家可能理解为臭味，也可能不理解为臭味，总之是充满了性的味道。这种人腰酸、腰胀，由于他脂代谢紊乱，容易出现阴部的血管比如阴茎的动脉血管闪出粥样硬化，随着血管的硬化，阴茎海绵体充血就不够，慢慢地就挺而不坚、坚而不硬、硬而不久，即勃起不是很完善、很完全，甚至导致阳痿。这种人还有一个症状，由于他的脂代谢紊乱，或由于边缘-平滑肌系统的紧张性增加，导致睾丸的血供减少。因为他勃起不全，勃起时阴茎的血供不够，所以他经常出现睾丸的血供减少，出现两丸如冰的现象。虽然两丸如冰，但是治疗时还不能去温它。看似两丸如冰，实际上它是个热证，是少阳湿热下注的柴妙饮证。阴囊汗出、少阳湿热下注都是柴妙饮证，大家可以去读李东垣的《内外伤辨惑论》，他有很精辟的讲述。《内外伤辨惑论》《兰室秘藏》里都有提及，两丸如冰都是从少阳湿热去治，当然李东垣喜欢用一点升麻、防风、羌活。在这里"两丸如冰"不是寒证，是湿热，是血供减少了。湿热下注影响血管的收缩，或者有粥样硬化导致血供减少引起"两丸如冰"。

阴囊除了汗出、两丸如冰，还可以长痤疮。不要以为阴囊上长个包就是性病，也有长痤疮的。湿热下注以后就会出现阴囊湿疹，患者会感觉瘙痒，这也是柴妙饮证，也是雄激素水平高导致的。如果雄激素水平高，再加上不是天天洗澡，皮肤受到刺激就会发生湿疹。这个病要区别阴虱，有一种传染病叫阴虱，就是阴毛里长了虱子，男性传给女性，女性传给男性。当然现在男性也可以传给男性，女性也可以传给女性。长阴虱子就要杀虫，这个病和阴囊湿疹一样都会瘙痒，患者都想去挠，但是它和湿疹的痒法不一样，因为它没有阴囊汗出如油、阴囊潮湿，它就是阴毛里有虱子。

雄激素不仅引起皮脂腺分泌旺盛，也可引起脂代谢紊乱。脂代谢紊乱还得用枇杷清肝饮治疗，因为肝脏是脂肪代谢的中枢器官。出现脂代谢紊乱，就会出现代谢综合征的高脂血症、脂肪肝、单纯性脂肪肝、脂肪性肝炎，甚至有的发生肝硬化、肝癌，都可以用枇杷清肝饮。但是方中的何首乌有肝脏毒性，大家要注意。雄激素影响皮脂腺的分泌，还影响脂代谢。所以男性高脂血症很多，表现为大腹便便，腹部脂肪很多。

2.交感神经兴奋

雄激素能兴奋交感神经。众所周知，男性好斗，女性好静。男性的交感活性比较高，有时不受自己的控制。他看人家不顺眼可能会打人家几拳，拳头不好使，他可能就会提刀，这就是因为他交感神经兴奋性偏高。雄激素能提高交感神经的兴奋性，就会导致几个症状，比如失眠。高雄激素会导致失眠，其实很多高雄激素的人就是来看失眠的。他不好意思说他性功能下降，他会说他失眠。因为这种高雄激素的人摄入脂肪多。典型的表现就是尺脉弦长，这是高雄激素导致的少阳湿热下注。高雄激素的人年轻时，往往出现性亢奋，容易发生泌尿系统的感染，出现淋病等疾病，脉又弦又数。高雄激素和性病有关系。早泄的机制就是交感神经很兴奋，因为勃起主要是依赖于副交感神经，但射精却依赖于交感神经的兴奋，性交的过程是阴阳都要协调。不光是男女之间，自身的阴阳也要协调。交感神经兴奋性高，性交时间就短，这是早泄，所以也是柴妙饮证。早泄治疗不恰当，就会治成阳痿，很多早泄患者被治成了阳痿。有些患者雄激素水平过高，可以导致阳痿。比如雄激素水平高了之后，阴部的血管、阴茎的动脉容易粥样硬化，容易堵塞。阴部的血管也容易收缩。性激素属肾也属肝——肾脏在分泌，肝脏在调节。所以说同房的问题，涉及"精之至也"。首先你要不停咽口水，然后才想同房，第二，你精神要很喜悦，精神如果紧张，就不太行，所以说"饱暖思淫欲"，要饱、要暖、要舒适、要放点音乐，把自己的精神系统、边缘系统充分地放松。所以房事既受肝的影响，也受肾的影响。所以柴妙饮也治疗少阳湿热下注的阳痿，但是，要加点黄芪。因为柴妙饮是泻肾的方，治疗湿热下注，泻了以后阴茎容易软，越泻越软，所以要反佐一点黄芪升提，有助于阴茎勃起。关于立起来的长度，如果肾气充足，要到关元穴，要过关，不过关的话就不行，比如你的手指头要过第三关，过了第三关肾气就比较充足。阴茎也要过关，要过关元穴。

高雄激素会引起脱发。高雄激素的人交感神经兴奋性高，导致毛囊收缩，导致脱发。高雄激素还会导致水钠潴留。雄激素会导致水钠潴留，所以才叫作"湿热"，湿热和水钠潴留有关系。

大家都知道运动员喜欢吃雄激素，或者打雄激素，就是因为雄激素兴奋交感神经，促进红细胞生成，促进肌肉代谢。但是打雄激素以后，会导致水钠潴留，体重增加。有的竞技体育需要控制体重，所以又要给利尿药。用兴奋剂就是这个原理。因为交感神经系统活性增加，毛囊收缩，加上水钠潴留，土淹在水里就不长草，他头发就掉。高雄脱发的一个典型表现是发际线往后推。脱发有几种：有斑秃，斑秃是少阳病，患者情绪不太好；还有顶秃，头顶上没头发，这是肾不好，肾精亏虚了，要补肾；还有就是前秃，前秃就是雄激素水平高的脱发，尤其发际线的两侧往后推，这与高雄激素引起的交感神经兴奋性有关系，可以从调节雄激素水平去治疗。大多数人认为脱发是肾精亏虚，要去补肾，如果患者是高雄激素导致的少阳湿热，补肾没有效。他舌红苔黄腻，治疗用六味地黄丸、八味肾气丸都不管用。对高雄激素引起的早泄和阳痿，补肾气或补肾精，尤其是补肾精也没有效。补肾气本身效果就不好，因为睾丸是外肾；补肾填精可以提高性激素水平，但他现在性激素水平并不低，他的阳痿早泄不是性激素水平不够。也就是说，他性欲是正常的，看到异性他有性欲，但是他要么阳痿，要么早泄。他不是不想性交，是性交不了。不想性交是因为性激素水平低了。

3.性功能

高雄激素和低雄激素都会影响性功能。雄激素管性欲，低雄激素就性欲低下，高雄激素容易性亢奋，性亢奋是个病。有的男人看见女人，雄激素水平就上来了，看见女人就咽口水的男人是色狼，这种人不正常，自控能力很差。他咽口水跟雄性激素有关系，因为口水的分泌受雄性激素的影响。随着男人雄性激素水平提高，大量唾液分泌。他为了在同房的时候接吻、交换口水，以刺激对方的性欲，所以唾液里是含有雄激素的。所以厥阴病有消渴，还有"眉毫不如耳毫，耳毫不如夜漕漕"的说法，夜漕漕就是晚上还有很多口水，说明肾精充足，口水也叫上池之水。他性欲上来了，就不停咽口水。这也算是一种病，"心"没长好也是病。

高雄激素引起性亢奋。三物黄芩汤泻相火，治疗性亢奋症。黄芩泻相火，生地涵肾水，治疗水不涵木。肝木太嚣张了，导致心里跳，苦参清心，让心不要那么砰砰跳。

有些小朋友性早熟和雄激素有关系。因为与发育相关的性腺轴是一个神经-内分泌反射。第一，神经系统通过视觉和听觉收集到的某些信息，会刺激到性腺轴。比如有人看某些录像越看越不能控制。第二，通过躯体的接触。为什么女性的乳腺越摸越大，她的脸就不会越摸越大？因为乳房存在神经-内分泌反射。所以性腺轴是越刺激越好用，当然刺激过多了，又会导致它的疲劳、衰退，所以要适度的刺激。现在的小朋友受到的视觉刺激比较多。性腺轴是神经-内分泌反射，总去刺激它，它就容易提前发育，而且导致性激素分泌，这是外部环境的影响；合成性激素需要甾环，有的小朋友吃各种肉食比较多。动物类食物摄入量很多，加上外部的刺激，就容易导致性早熟。

雄激素水平高了、低了都能导致阳痿和早泄。雄激素水平低了，会出现阳痿、早泄。雄激素水平高了，导致少阳湿热下注，也会出现阳痿、早泄。雄激素水平低的阳痿是虚证，需要用五子衍宗丸、二仙汤、左归丸、右归丸之类的方药补肾填精。雄激素水平高导致的阳痿用柴妙饮，要去泻相火，光补不行；有可能还要疏肝，因为阴茎血管需要扩张，血液才能充在海绵体。之所以叫"柴妙饮"，是因为小柴胡汤就有疏肝的作用，还可以加木香、蜈蚣、枳实、芍药这些药来疏肝、扩张血管。

4.抑制排卵

雄激素抑制排卵，它虽然促进精子生成，但是它抑制卵子的发育，抑制排卵。如果雄激素水平高了，排卵受到抑制，就会形成多囊卵巢综合征。治疗多囊卵巢的代表方就是葛根汤，葛根汤里的葛根就是雌激素，它拮抗雄激素。当然多囊卵巢综合征不光是葛根汤证，比如柴胡桂枝干姜汤里的黄芩也泻相火。所以雄激素和多囊卵巢综合征有关系。

我们治乳腺癌有时就要提高患者的雄激素水平去拮抗她的雌激素，有的受体阳性的乳腺癌患者吃了我开的中药还长胡子，就是因为我的处方会提高她的雄激素水平去拮抗雌激素。提高雄激素水平的药比如雄性动物的生殖系统，例如羊鞭里带着睾丸。即使是没有睾丸的羊鞭里，雄激素水平的含量也很高。还有动物的副性征，例如鹿角、鹿茸就含有大量的雄激素。鹿角、鹿茸是鹿的副性征，里面含有大量的雄激素，这是直接补充雄激素。比如五子衍宗丸是内源性的刺激雄激素分泌。羊吃了淫羊藿会发情；离家千里，不食枸杞；海马、蜂房刺激雄激素的分泌；蜂蜜具有拟雌激素活性；蜂房具有刺激雄激素分泌的活性。

5.水钠潴留

雄激素会导致水钠潴留，水钠潴留导致青春期的肥胖，我们叫少阳肥胖，常也伴痤疮。这种疾病也是用枇杷清肝饮来治疗。所以运动员吃了雄激素以后会来点速尿利尿。但这是不正常的，我们从来没有说过运动员吃兴奋剂是正确的，只是说明它背后的规律。

柴妙饮

组成：

柴胡25克	黄芩9克	薏苡仁30克	怀牛膝9克
盐黄柏6克	砂仁3克	炙甘草3克	草薢9克
泽泻30克	杜仲9克	郁金9克	远志6克

阳痿：加蜈蚣3克、升麻30克。

炎症：加土茯苓30克、白花蛇舌草60克。

主治：少阳湿热注于下焦，相火妄动引起的阴囊潮湿、尿白浊、早泄、阳痿等，兼证失眠、落发、腰酸等。

抑制高雄激素的代表方是柴妙饮，柴胡、黄芩是小柴胡汤，黄芩泻相火；苍术、黄柏、薏苡仁、牛膝是四妙散，黄柏也泻相火，牛膝引血下行，血要下行注入阴茎，才能勃起，薏苡仁能扩张血管。薏苡附子散治心痛彻背、背痛彻心，就是利用薏苡仁扩张血管，扩张冠状动脉，它也能扩张阴部的血管，血管扩张后血才能过去。黄柏、砂仁、甘草是封髓丹，砂仁可以补肾。它是封髓丹，补肾又引火归元。草薢分清泌浊，把精室变得更干净。泽泻也泻相火，吃多了泽泻伤肾，因为泻相火，所以加了9克杜仲反佐；郁金疏肝，远志疏肝化痰。阳痿加蜈蚣、升麻、木香；如果雄激素水平高导致炎症，用土茯苓、白花蛇舌草、蒲公英，这几种药针对泌尿道的炎症。

　　柴苓汤也和雄激素有关系。因为小柴胡汤中的黄芩泻相火，五苓散中又有泽泻，就是因为高雄激素导致水钠潴留，水钠潴留就会出现渗出性炎症。这也是柴苓汤经常被用来治疗新冠病毒性肺炎的机制之一，因为新冠肺炎的一个特征就是存在水钠潴留。血管紧张素由肝脏分泌，经过肾脏分泌的肾素转化为血管紧张素Ⅰ，血管紧张素Ⅰ在肺脏转换为血管紧张素Ⅱ；血管紧张素Ⅰ、Ⅱ可以刺激肾上腺皮质分泌醛固酮，导致水钠潴留。这是肾素-血管紧张素-醛固酮系统。醛固酮是肾上腺皮质酮，属于内肾的范畴。同时雄激素也导致水钠潴留，所以柴苓汤从这两个角度去阻断，就可以缓解水钠潴留或渗出性炎症。新冠就是一个发生在肺的渗出性的炎症，肺就像溺在水里一样。

　　真武汤是急则温之，肾气丸是缓则补之，但是肾气丸里就有丹皮、泽泻能对抗附子、熟地的副作用。附子配熟地，可以提高皮质激素的水平，也可以提高雄激素水平，只是说它不够特异性，但是也有作用。有的人吃了金匮肾气丸心慌、难受，就给他加了丹皮和泽泻。丹皮含芍药苷，能利尿，泽泻有一定的抗雄激素作用。肾气丸的核心不是为了补肾填精来设计的，它是补肾气的，所以它的组成里有三泻——丹皮、泽泻、茯苓，有抗雄激素和利尿的药。但是左归丸、右归丸填肾精，就把三泻去了。明白了这个道理，大家就能知道，如果患者精子产量小，要让他精子产量多的话，处方里就尽量不要有丹皮、泽泻；可以用车前子，有的人吃了热药难受，车前子正好有一点偏凉，也有一些利尿除湿的作用，但主要还是它能提高雄激素水平，五子衍宗丸就用它。不要用丹皮、泽泻，一用丹皮、泽泻，对那种少精、弱精者，他的精子又少了，又不动了，一点点配伍就会影响疗效。这是从肾气丸里学到的东西为什么配丹皮、泽泻？什么时间不该用丹皮、泽泻？为什么左归丸、右归丸不用丹皮、泽泻？这些问题大家要好好去思考。因为肾气丸治疗肾病综合征，这是一个免疫病，要提高患者的皮质激素水平。但是有的人敏感，吃了药以后，同房次数多。因为同房射精会抑制下丘脑-垂体-靶腺轴。靶腺轴不仅有性腺，还有甲状腺、肾上腺。肾上腺的分泌功能被抑制，肾病又有可能加重，所以肾气丸要用丹皮、泽泻。如果患者就是性欲低下，生殖系统有少精、弱精的问题，那就不要用丹皮、泽泻，这时候就是要点一把火上去，如果怕患者吃了太热，就加车前子30克，车前子不会抑制雄激素分泌，反而促进雄激素分泌。

6.病毒性肝炎

清肝败毒饮

组成：

生黄芪30~150克	淫羊藿30克	桑寄生30克	升麻30克
太子参30~60克	黄芩9克	薏苡仁90克	叶下珠30克
白花蛇舌草30~60克	姜黄9克	丹皮6克	生甘草3~6克

随证加减：芍药、大黄、蒲公英、五味子、肉桂、蜈蚣、白豆蔻、竹叶、茵陈、栀子。

主治：病毒性肝炎，随证进退，祛邪务尽。

雄激素还和很多病有关，比如病毒性肝炎。乙型病毒性肝炎患者男性比女性多，就是因为雄激素可以促进乙肝病毒的转录，所以男性乙肝患者多。我们有清肝败毒饮温补托清，治疗病毒性肝炎。方中有淫羊藿，通过温补的药把病毒托出来。假如患者真的是阳气很旺盛，淫羊藿就不能用。雄激素本身会促进病毒转录，所以大家不要照搬，不是对所有患者使用清肝败毒饮时都加淫羊藿30克，要活学活用。如果患者肾气稍有不足，有低水平的病毒转录，那就可以用淫羊藿。可能开始用药时患者的病毒含量水平还会高一些，但是配伍上温补托清，病毒的含量就会快速下降。

7.肿瘤

雄激素还和肿瘤有关系。前列腺癌和雄激素有关系，治疗就要做抗雄激素。治疗前列腺癌的代表方是青娥丸，娥就是指女人，青春少女。年轻女性用青黛画眉毛，爱打扮，爱漂亮。我们对前列腺癌的治疗就是提高雌激素水平去拮抗雄激素。

结直肠癌也和雄激素有关系。男性结直肠癌发病比例比女性高，传统认为男性生活方式有问题，男性吃肉多。大家都知道男性摄入高胆固醇的食品更多，而胆固醇可以促进肠上皮的转化。男性吃肉多、喝酒多，尤其是吃红肉也多，红肉刺激结直肠癌的发生，胆固醇也促进结直肠癌的发生，所以说结直肠癌和生活方式有关系。但是现在的研究发现，不仅是生活方式的问题，雄激素水平本身就促进结直肠癌的发生，而男性的雄激素水平高。所以治疗结直肠癌经常要泻相火。我在治疗结直肠癌时常用葛根、香附、黄柏这类的药物泻相火，去抑制雄激素水平，对一些结直肠癌还是有一点儿效果，当然力量有点弱，因为癌症的治疗是综合的，不是仅仅一个手段的问题。

8.肌肉疾病

另外雄激素也和肌肉疾病有关系，雄激素能促进肌纤维的生长，也促进肌细胞的代谢，大家都知道男性比女性体力强，男的靠拳头说话，肌肉发育更好。"男"字是"田力"，田里的苦力，女人是"七七"，七夕节七月七，天天都在相思。男人成天在田里劳动，肌肉很发达，受雄激素的支配。所以肌萎缩可以考虑使用雄激素类药物，比如《近效》术附汤，益精气、暖肌肉，在这个基础上还能加淫羊藿、鹿茸、鹿胶、蜂房、蛇床子等提高雄激素水平的药物。

另外女性还有一种与雄激素有关的疾病，叫阴冷，就是女性的会阴部、生殖器、阴道里发冷，就相当于男性的两丸如冰。只不过女性的阴冷是个虚证、寒证。男性兴奋的时候，下半身热，叫作"火烧海底"。这是阳气从下面发动，下面阳气不发动就阴冷。蛇床子治女性阴冷。男性下部冷，如果是属于虚寒的，即性激素水平低的，也可以用蛇床子，以提高雄激素水平。

八味回阳饮

组成：

炙麻黄15~30克　　制附子9~30克　　炙甘草15~30克　　升麻15~30克

红参6克　　　　　淫羊藿30克　　　　仙鹤草30克　　　　牛蒡子9克

主治：慢性疲劳综合征。

肌无力也可以用八味回阳饮增强肌力。八味回阳饮里也有淫羊藿。所以，肌肉疾病和雄激素有关系。

9.贫血

再生障碍性贫血也与雄激素有关。男性的血色素比女性血色素高，红细胞比女性多。因为雄激素能促进血色素的生成，促进血细胞的生成，所以治疗再生障碍性贫血时我们会用一些精血同源的药，比如鹿茸，这些药物会提高雄激素水平，补肾填精。提高雄激素水平有助于改善贫血。西医治疗再障也是一样的道理，西医给再障患者打睾丸酮。

10.精神疾病

雄激素可以提高神经系统的兴奋性。男性由于雄激素水平高，使得男性更具有进攻性。所以"英雄命短"，动不动就提刀砍人，人在江湖飘，怎能不挨刀；"红颜命薄"，天天在那里相思，把自己相思没了。因为提高雄激素水平可以提高神经系统的兴奋，所以提高雄激素水平可以治疗抑郁症和自闭症，比如八味回阳饮用来治疗抑郁症、自闭症等精神疾病，就是这个原因。

11.衰老

衰老是从性腺轴开始衰老。女子七七，男子八八，女性绝经期以后就已经衰老了，男子八八六十四岁以后也衰老了。所以性功能的衰退、生殖周期的结束是人衰老的一个重要标志，随后慢慢地生命周期也结束了。所以保持适当的性生活、性刺激可以防止衰老。大家都知道，人在性高潮的时候，整个大脑皮层活动非常的活跃，而这个东西可以防止人的衰老。但是过分的性刺激会导致性中枢的疲劳，也会引起衰老。"以酒为浆，以妄为常，醉以入房，以欲竭其精，以耗散其真，不知持满，不时御神，务快其心，逆于生乐，起居无节，故半百而衰也"。过多的性生活让人半百而衰，甚至脱精而亡；适度的性生活能够抗衰老。雄激素是可以抗衰老的，适度的提高雄激素水平可以抗衰老，比如鹿茸这些药物就有抗衰老的作用。大家在处方上都可以考虑使用鹿茸，比如治疗老年性痴呆这些疾病时去考虑使用。

12.总结

人的肾分肾精和肾气，分外肾和内肾。雄激素属于外肾，属于肾精、天癸。当然，不是说把睾丸切除了以后人体内一点都不分泌性激素，肾上腺也会分泌性激素，只不过肾上腺不是主要分泌性激素的器官，主要还是在外肾。

雄激素对人体很多方面都有影响。第一，影响脂代谢和皮脂分泌。雄激素影响脂代谢，就导致高脂血症、脂肪肝、脂肪性肝炎、脂肪性肝硬化。它使皮脂分泌旺盛，就会导致痤疮、导致阴囊汗出、导致阴部湿疹，甚至阴部的痤疮，这些问题都是皮质分泌旺盛，可以从抑制雄激素去考虑。

第二，雄激素兴奋交感神经。交感神经兴奋可以出现失眠，所以柴妙饮可以治疗一些男人的失眠，交感神经兴奋还可以出现早泄、阳痿，还可以出现头部两侧的脱发。

第三，雄激素和性功能有直接关系，因为雄性激素维持男性、女性性欲。雄激素水平低，性欲低下。这种阳痿的人真的是没有欲望，女人再漂亮，在他眼里也是一堆白骨。而雄激素水平高的阳痿和早泄患者，他有性欲，但是有心无力。雄激素水平高还会导致性亢奋，治疗用三物黄芩汤。

第四，雄激素可以抑制女性排卵，导致多囊卵巢综合征，治疗要补充雌激素类药物去抗雄激素。女性还有一个病可以通过补充雄激素去拮抗雌激素来进行治疗，即乳腺增生、乳腺癌。

第五，雄激素水平高导致水钠潴留，最典型的是肥胖症，包括少阳肥胖和青春期肥胖。柴苓汤里用泽泻、黄芩就是为了拮抗雄激素。

导致水钠潴留的原因，一是肾素-血管紧张素-醛固酮系统，二是雄激素水平也参与了水钠潴留。真武汤里没有泽泻是因为患者有肾阳虚。五苓散就有泽泻，所以它的利尿作用就比苓桂术甘汤强。苓桂术甘汤不用泽泻，是因为苓桂术甘汤证的人有心阳虚。肾气丸有泽泻，是因为有的人吃了附子、熟地难受，所以加上丹皮、泽泻泻相火。左归丸、右归丸完全是为了提高性激素水平，就没有用泽泻。

第六，雄激素水平高和病毒性肝炎有关系，所以有验方清肝败毒饮。大家要去研究这个方，什么时候用淫羊藿，什么时候不用。

第七，雄激素和前列腺癌和结直肠癌有关。前列腺癌要抗雄激素治疗，用青蛾丸。对于那些补肾填精的药一定要清楚提高雌激素和提高雄激素的区别，千万不能搞错。淫羊藿提高雄激素水平，而青蛾丸提高雌激素水平，让女人变得更女人。

结直肠癌也和雄激素水平高有关系，也可以给予抗雄激素治疗，可以用补骨脂、黄柏、香附等。

另外，还有女性的阴冷，用蛇床子散。女性阴冷是虚证。男性也有阴冷，例如两丸如冰，分两证——湿热下注的属实证，雄激素水平低的是虚证。火烧海底是正常人的功能，如果海底都不烧了，说明人老了，生命衰老不可抗拒。

第八，肌肉疾病，肌萎缩、肌无力，可以考虑提高雄激素水平。

第九，补充雄激素治疗再生障碍性贫血。血色素的合成受雄激素的影响。

第十，雄激素水平的高低和精神疾病有关，比如自闭症、抑郁症都与雄激素水平低有一定关系。

第十一，雄激素能够抗衰老。性生活本身对大脑的功能就是一种高度的调节，适度的性生活或有技巧的性生活有助于抗衰老。在老年性痴呆的治疗中也可以考虑给一点儿雄激素的药物。

八、孕激素相关疾病

这部分主要介绍与孕激素相关的内科疾病。女性体内有三种激素——雌激素、孕激素和雄激素，每一种激素都有复杂的功能。孕激素相关的药物主要是菟丝子和胎盘，还有续断、桑寄生、杜仲，这些都可以补充孕激素，升高孕激素的代表方是寿胎丸。除了妇科疾病外，利用孕激素的机制还可以治疗一些内科疾病。

1.泌尿、生殖系统疾病

黄体酮能松弛平滑肌。黄体酮有两个作用，一是免疫抑制作用，一是松弛平滑肌作用。在治疗输尿管结石和肾绞痛的时候，需要松弛输尿管的平滑肌，就可以在处方里加菟丝子。黄体酮能使输尿管的平滑肌松弛扩张，内径扩大。输尿管平滑肌内径扩张后可以扩大到1~1.5厘米。只有输尿管扩张了，结石才能排下来。尤其是当患者越疼痛时，他的平滑肌越痉挛，越需要扩张平滑肌，可以给菟丝子30克。

《温病条辨·下焦篇》四十三条，"湿久不治，伏足少阴，舌白身痛，足跗浮肿，鹿附汤主之。湿伏少阴，故以鹿茸补督脉之阳。督脉根于少阴，所谓八脉丽于肝肾也。督脉总督诸阳，此阳一升，则诸阳听令。附子补肾中真阳，通行十二经，佐之以菟丝，凭空行气而升发少阴，则身痛可休。独以一味草果，温太阴独胜之寒以醒脾阳，则地气上蒸天气之白苔可除；且草果，子也，凡子皆达下焦。以茯苓淡渗，佐附子开膀胱，小便得利，而跗肿可愈矣。（苦辛咸法）鹿茸（五钱）、附子（三钱）、草果（一钱）、菟丝子（三钱）、茯苓（五钱），水五杯，煮取二杯，日再服，渣再煮，一杯服"。"凭空行气而升发少阴，则身痛可休"很难理解，实际上如果没有西医的知识，很多中医文章真的读不懂。"舌白身痛，足跗浮肿"意思是患者有足肿、水肿，有肾绞痛，有结石，用鹿附汤（附子配菟丝子）来治疗。文中对于"佐之以菟丝，凭空行气而升发少阴"解释得很不清楚，简单地说，就是对于有肾积水、肾结石、结石活动的、肾绞痛的，可以在补肾的方里加菟丝子。

再看《温病条辨·下焦篇》四十四条，"湿久，脾阳消乏，肾阳亦惫者，安肾汤主之。凡肾阳惫者，必补督脉，故以鹿茸为君，附子、韭子等补肾中真阳，但以苓、术二味，渗湿而补脾阳，釜底增薪法也（其曰安肾者，肾以阳为体，体立而用安矣）。（辛甘温法）鹿茸（三钱），胡芦巴（三钱），补骨脂（三钱），韭子（一钱），大茴香（二钱），附子（二钱），茅术（二钱），茯苓（三钱），菟丝子（三钱），水八杯，煮取三杯，分三次服。大便溏者，加赤石脂。久病恶汤者，可用贰拾分作丸"。安肾汤就是在补肾的方里加了菟丝子。

大家再去看附子汤。"少阴病，得之一二日，口中和，其背恶寒者，当灸之，附子汤主之。附子（炮，去皮，破八片，二枚），茯苓（三两），人参（二两），白术（四两），芍药（三两）"。再看"少阴病，身体痛，手足寒，骨节痛，脉沉者，附子汤主之"还有"妇人怀娠六七月，脉弦发热，其胎愈胀，腹痛恶寒者，少腹如扇。所以然者，子脏开故也，当以附子汤温其脏"（《金匮要略·妇人妊娠病篇》）。这里说的是孕妇羊水过多。黄体酮能对抗醛固酮，促进排尿，用附子汤治疗羊水过多，要加菟丝子。

用附子汤治疗肾绞痛，治疗输尿管结石、肾积水，也可以加菟丝子。吴鞠通在《温病条辨》中解释鹿附汤加菟丝子是"凭空行气而升发少阴"，这个"凭空行气"很难理解是什么意思，其实它后面的机制就是菟丝子能补充黄体酮，能扩张平滑肌，能促进尿液的排泄，能治疗输尿管积液，它有抗醛固酮的作用，就是因为它能促进黄体酮的分泌。

加味附子汤

组成：

制附子10克	茯苓10克	人参6克	白术12克
芍药30克	乌药9克	牛膝30克	升麻6克
车前子30克	菟丝子30克	鸡内金30克	

主治：输尿管结石、肾积水、肾绞痛。

吴门验方加味附子汤治疗输尿管结石、肾积水以及结石引起的肾绞痛。它就是在附子汤的基础上加芍药、乌药，就是加五磨饮子的意思。还可以加大黄、木香、沉香，如果大便没下来，整个五磨饮子都可以套进去。大家看尹周安老师的医案，他用大柴胡汤治疗肾绞痛也有效，因为芍药、枳实、大黄、柴胡都是解痉的药。这个方可以加木香、槟榔、沉香、大黄。升麻和牛膝是调其升降，尤其是对下盏的结石要加升麻，升麻不够再加黄芪。因为肾结石有上盏、中盏、下盏的区别，下盏的结石要往上才能出来，还可以再加黄芪。这里的菟丝子就是一个补充黄体酮、扩张输尿管的药。车前子能利尿。车前子、鸡内金消石，还可以加鱼脑石等。如果还没有效，要加王不留行、桃仁、大黄、皂角刺。因为结石和输尿管粘连了，必须要先把纤维组织吸收掉，否则结石不活动。这个时候乌药、木香、槟榔都可以先不用。因为结石被纤维组织包裹不能活动，需要先加桃仁、大黄、皂角刺、水蛭，还要加黄芪。因为这些药破气，患者吃了以后会乏力，要加点儿黄芪。如果加了菟丝子力量还不够，再加胎盘，等于直接上黄体酮。也就是说，如果肾绞痛急性发作，要直接上黄体酮——加胎盘。因为人体内黄体酮的分泌需要的时间比较长，肾绞痛的时候只给菟丝子不管用，这个是长期化石时使用的；如果肾绞痛已经发作了，要上胎盘。加味附子汤实际上就是《伤寒杂病论》的附子汤，大家可以自行去化裁，明白了它的机制就很容易去配伍了。

治疗胆道结石也有人用黄体酮，但是效果没有治疗输尿道结石好，因为黄体酮是用于补肾的，输尿道结石属于泌尿、生殖系统，胆道结石还是要以疏肝为主。

2.呼吸系统疾病

慢性呼吸衰竭、睡眠呼吸暂停综合征和经期哮喘都可以用胎盘。黄体酮能兴奋呼吸中枢，改善二氧化碳刺激所引起的换气反应低下。二氧化碳刺激所引起的换气反应低下常容易引起慢性呼吸衰竭。大家知道女性生产时要深呼吸，就是因为受黄体酮的作用，此时女性的呼吸很深长。同样道理，黄体酮还能治疗睡眠呼吸暂停综合征，因为缺氧导致血氧饱和度下降，而黄体酮能兴奋呼吸中枢。利用黄体酮兴奋呼吸中枢的作用还可以治疗经期哮喘——月经期前后发生哮喘。上面这些疾病都是中医讲的肾不纳气，而胎盘含有大量的黄体酮，能改善呼吸系统的功能。

《伤寒论》："治伤寒令愈不复，紫石寒食散方（见《千金翼》）。紫石英、白石英、赤石脂、钟乳（碓炼）、栝蒌根、防风、桔梗、文蛤、鬼臼（各十分）、太一余粮（十分，烧）、干姜、附子（炮，去皮）、桂枝（去皮，各四分），上十三味，杵为散，酒服方寸匕。"

紫石寒食散方经常用来治疗小细胞性肺癌导致的阻塞性肺炎。紫石寒食散方的配伍是这样的：紫石英、白石英、赤石脂、钟乳石、太一余粮都是治疗形质损伤的药物；加防风、桔梗治疗外感；加鬼臼、天花粉、五倍子这些解毒的药物，抗癌；加干姜、附子、桂枝温阳扶正。紫石寒食散就是温阳扶正的药物加抗癌药，加治疗感冒的药物，加治肺的形质损伤的药物。当治疗肺的形质损伤时，可以考虑用紫石英、白石英、赤石脂、钟乳石、太一余粮。还有一个方也用到了赤石脂、白石脂、紫石英，就是风引汤。风引汤里有大黄、干姜、龙骨、桂枝、甘草、牡蛎、寒水石、滑石、赤石脂、白石脂、紫石英、石膏。其中桂枝、甘草、龙骨、牡蛎温心阳；大黄、干姜治疗太阴阳明；石膏、滑石、寒水石三石泻热，这是治疗温病的套路；赤石脂、白石脂、紫石英三石补虚，这也是套路。这个方治疗虚实夹杂、寒热错杂的中风。它是复形质的方。风引汤我也用得很多，常用来治疗脑梗死，效果很好。

《百一选方》皱肺丸的组成是：款冬花、紫菀、人参、五味子、桂（去皮）、白石英（微带青色者）、钟乳粉各等分。紫菀、款冬花是润肺的药；用人参、五味子也很好理解；加了肉桂补肾纳气，引火归元；加白石英、钟乳粉，这两个药在紫石寒食散里出现过。

皱肺膏

组成：

款冬花90克	炙紫菀90克	人参粉30克	五味子60克
熟地300克	山药粉120克	山茱萸300克	茯苓粉60克
炙黄芪600克	法半夏60克	当归60克	麦冬30克

紫石英90克　　胎盘粉60克　　蛤蚧粉60克　　虫草粉30克

主治：慢性阻塞性肺病、哮喘、睡眠呼吸暂停综合征、慢性呼吸衰竭。

紫菀、款冬花、人参、五味子、麦冬加紫石英就是皱肺丸的结构；熟地、山药、山茱萸、茯苓合上麦冬、五味子是麦味地黄丸、七味都气丸的结构，能收敛肺气；茯苓、黄芪、半夏是黄芪建中汤的架子，补肺加半夏，腹胀加茯苓，黄芪建中汤可以治疗肺气肿；又加了走先天的紫石英、胎盘粉、蛤蚧粉、虫草粉，这里的胎盘粉相当于直接给黄体酮，兴奋呼吸中枢，扩张呼吸道平滑肌；半夏、当归、茯苓是金水六君煎的结构。吴门验方皱肺膏就是参蛤散、都气丸、生脉饮、金水六君煎、黄芪建中汤、皱肺丸的合方。此方加蜂蜜收膏食用，患者可以长期服用。皱肺膏治疗慢性呼吸系统疾病，对肺纤维化也有效。皱肺膏用来治疗尘肺效果不好，我们没有找到办法把尘肺里的东西排出去。服用皱肺膏以后，尘肺患者的胸水症状倒是可以改善，但是我觉得影像学的结果改善很难。可能是我没有找到更特殊的办法。我觉得一定有办法，只是我的学识不够，对这个病没有很深的认识。皱肺膏这个方需要长期吃，一个疗程100天，比如肺纤维化，有的患者要吃上两三年。让患者早晚吃，用大一点的调羹，早上一调羹，晚上一调羹。如果觉得患者病情重，可以一次吃两调羹，早上两调羹，晚上两调羹。皱肺膏不适合于肺结核，肺结核的治疗关键是抗痨、抗结核杆菌，否则解决不了根本问题。

"虚劳里急，诸不足，黄芪建中汤主之（于小建中汤内加黄芪一两半，余依上法。气短胸满者，加生姜，腹满者，去枣加茯苓一两半，及疗肺虚损不足，补气加半夏三两。《千金》……名曰黄芪建中汤，又有人参二两）"。所以皱肺膏里有人参、黄芪，加半夏、茯苓，这就是从黄芪建中汤来的，它"疗肺虚损不足"，不外乎黄芪建中汤疗肺虚损不足是侧重于补气，而皱肺膏在补气的基础上又加了补肾的药，因为肾主纳气。慢阻肺有肺气不够、肺虚损不足，最根本的原因是激素水平低了。

3.男性周期性精神病

治疗男性周期性精神病可以加紫河车。这种病与间脑-垂体-自主神经-性腺功能失调有关。黄体酮抑制垂体分泌，适用于多种药物治疗无效的男性周期性精神病，出现症状前10天用，症状未再出现后，每月在症状出现前10天重复治疗，持续半年。

《日华子本草》说紫河车"补五劳七伤，治泄精，尿血，润心肺"。吴球《诸证辨疑录》说紫河车"治虚损劳极，癫痫，失志恍惚，安心养血，益气补精"。"治久癫失志，气虚血弱者，紫河车治净，煮烂食之"（《刘氏经验方》）。失志恍惚、久癫失志叫作"失志疯"，就是指精神病。治疗男性周期性精神病用防己地黄汤，在防己地黄汤里加紫河车粉能显著增强这个处方的疗效。

4.肝硬化腹水

黄体酮有抗醛固酮的作用，产生利尿作用，使肝硬化肝腹水患者尿量增加，腹水减少。另外黄体酮还可以扩张门静脉平滑肌，使门静脉压力降低。中医古籍也有记载，《本草纲目》记载："身、面突然浮肿。用菟丝子一升，在酒五升中浸泡两三夜，每饮一升。一天三次，肿不消，继续服药。"再如朱良春的复肝丸（紫河车60克、红参须60克、炙土鳖虫60克、炮甲片60克、参三七60克、片姜黄60克、广郁金60克、生鸡内金60克）治疗肝硬化腹水，它的君药就是紫河车。紫河车的作用有二：第一，紫河车抗醛固酮，能利尿；第二，黄体酮扩张平滑肌，降低门静脉压力。这就是朱良春的复肝丸用紫河车的原因。他的解释是肝肾同源，实际上中医的理论解释得太泛，肝肾同源解释不了为什么只有治疗肝硬化腹水时才用紫河车。治疗急性乙肝为什么不是肝肾同源用紫河车？治疗慢性乙肝为什么不说肝肾同源？非得要肝硬化导致了肝腹水才说肝肾同源？实际上紫河车就是提高黄体酮的水平。这些方都不用背，把每个药配伍的机制搞明白了，在临床上可以随便组方。复肝丸是朱良春的方，我不用复肝丸治疗肝腹水，但是我用紫河车。在这里主要是告诉大家朱老为什么会这么用药，他的每一个药物都有背后的道理。

再比如鳖甲煎丸治肝硬化，蜂房和瞿麦就是改善患者的雌激素灭活障碍。鳖甲煎丸里当然也可以加菟丝子、紫河车。鳖甲煎丸用蜂房有两个原因：第一，肝硬化患者雌激素灭活障碍，他的乳房发育了，生殖器萎缩，所以要用蜂房拮抗雌激素。第二，蜂房可以促进白蛋白的合成，因为雄激素可以促进白蛋白的合成，男性的蛋白水平比女性高，而蛋白低了会形成肝腹水，所以用蜂房。因此蜂房能升高雄激素，拮抗雌激素，还能升高白蛋白。

5.糖尿病

黄体酮通过抑制生长激素的分泌使血糖降低。比如"治消渴，菟丝子不拘多少，拣净，水淘，润浸三宿，控干，乘润捣罗为散，焙干再为细末，炼蜜和丸，如梧桐子大。食前饮下五十粒，一日二三服；或作散，饮调下三钱"（《全生指迷方》菟丝子丸）。再如《药性论》曰："治男子女人虚冷，添精益髓，去腰疼膝冷，又主消渴热中。"还有方用紫河车配山药来治糖尿病。"紫河车1具、淮山药500克，烘干，均研细末，混匀，口服每日3次，每服15克"。这些都是利用黄体酮抑制生长激素使血糖下降。因为生长激素会刺激血糖上升，生长激素高表达，血糖就升高。大家在用金匮肾气丸治疗糖尿病的时候可以加上菟丝子、紫河车。

五子涌泉饮

组成：

菟丝子30克　枸杞子9克　桑葚子20克　五味子6克
荔枝核9克　紫河车3克　淮山药30克　熟地30克
山茱萸30克

主治：糖尿病。

我们有个治疗糖尿病的验方叫作五子涌泉饮。菟丝子、桑葚子降血糖，枸杞子降血糖，五味子降血糖，再加一个荔枝核。很多肾虚患者的血糖高并不是在少阴经，他的血糖高可能已经到了厥阴经，所以要加荔枝核。也就是说用前面这些药（菟丝子、桑葚子、五味子、枸杞子），有的人血糖能降下来，有的人血糖降不下来，所以要加荔枝核，它能降血糖，荔枝核降血糖走的是厥阴经。加了荔枝核还可以加僵蚕，它也能降血糖，也是从肝脏去治。另外加熟地、山药、山茱萸，这是肾气丸，再加紫河车。这个方治疗肾虚的糖尿病。如果患者是肾虚又伴有阳虚明显的，加肉桂、附子、丹皮。这就是一个常用的配伍，它完全就是个补肾的方。荔枝核降血糖，大家都能理解。它的核心就是多了菟丝子和紫河车，目的就是通过刺激机体黄体酮的分泌来拮抗生长激素、降低血糖。

再给大家举个例子，"小便不利者，有水气，其人若渴，栝蒌瞿麦丸主之"（《金匮要略·消渴小便不利淋病篇》）。它治疗阳虚性的糖尿病。大家在用栝蒌瞿麦丸治疗糖尿病的时候，同时让患者送服金匮肾气丸。在用栝蒌瞿麦丸治糖病的时候，一是加菟丝子，二是加荔枝核。加菟丝子是增加黄体酮的分泌，加荔枝核是因为有时候病不见得在少阴，可能已经到了厥阴。再看"男子消渴，小便反多，以饮一斗，小便一斗，肾气丸主之"（《金匮要略·消渴小便不利淋病篇》）。中医文献里关于菟丝子治疗消渴有很多的记载。

6.月经后期、量少、闭经

有的人用吴门验方通经汤有效、有的没有效。一个原因是患者没有排卵，就是说这个人肾精亏虚，用通经汤没有效。通经汤治疗哪种月经失调？寸脉已经鼓了，舌尖已经红了，她的月经该来不来，对这种情况，我们给患者用通经汤，她的月经就能下来。如果她根本就没排卵，子宫根本就没有到分泌期，那说明要补肾，不是两副通经汤就能让她来月经，这时候要加菟丝子等补肾填精的药物。可是大家要注意，有时候用了菟丝子她的月经反而会不来，会降低处方疗效，原因就是黄体酮能推迟月经。大家知道，如果妇女受了孕，黄体酮水平会持续地表达，她就没有月经；如果她没有受孕，黄体酮一撤退，她才会来月经。如果这个人寸脉已经鼓了，舌尖已经红了，那么通经汤里的菟丝子根本就不能用，用了菟丝子以后通经汤的疗效反而是降低的。好多人用通经汤是照搬原方。肾虚的、脉搏没有力气的、寸脉不鼓的、舌尖不红的，你才需要加这些调节黄体酮分泌的药物进去，让子宫内膜充分地生长，进入分泌期，然后月经才会来。如果子宫已经到了分泌期，舌尖已经红了，寸脉已经鼓了，月经就是不来的，此时通经汤里的菟丝子根本就不该用，中医叫作"虚虚实实之弊也"，这种情况不应该补虚，用了菟丝子反而降低效果。用通经汤的时候一定要去思考这些问题。如果单纯照搬通经汤原方，那就是有时有效、有时无效，大家要想明白有效和无效背后的原因。如果患者舌尖已经红了、寸脉已经鼓了，立刻用牛膝60克、麦芽60克上去，月经一下就来了，不需要你再用菟丝子。如果患者过去本身月经就不少，你怕出血量多，就用牛膝40克、麦芽40克。经期出血量再多的，可以用牛膝30克、麦芽30克。因为剂量越大，来的月经越多。所以要想推迟月经有两个办法，一个办法是用寒凉药，一个办法是给她补充孕激素。所以大家可能遇到过这种患者，明明是月经后期，你觉得她肾虚，开了补肾药之后，她说月经更加后期了。那就是因为你给她补充了黄体酮，她的月经反而更后期了。

九、中药与促乳素

抗促乳素影响促乳素的分泌。中药的麦芽里含有麦角醇，能影响促乳素的分泌，所以麦芽用来回乳。大家知道了麦芽里含有麦角醇，就知道吴门验方通经汤为什么用了大剂量的麦芽。因为有一个病叫作闭经泌乳综合征。闭经泌乳综合征的患者下面月经不来，上面乳头有分泌液。因为有经无乳，有乳无经。闭经泌乳综合征就是因为上面的乳头有分泌液，才导致下面的月经不来，导致月经量少、闭经、后期。我们用大剂量的麦芽抑制促乳素的分泌，用牛膝引血下行，就是通经汤。

另外一点就是边缘系统会影响下丘脑，继而影响垂体和性腺分泌激素。边缘系统影响下丘脑-垂体-性腺轴的例子很多，比如女性一生气月经就不来；第一天晚上跟丈夫大吵一架，大哭一场，第二天月经不来了，把月经都气回去了；还有的女性一生气，把乳房气疼了。这都是边缘系统——也就是肝脏影响了内分泌。这方面大家可去看方药研究的"阳和法"，讲了很多通过疏肝来影响内分泌的内容。这在方药研究的"阳和法"这门课程里面，有大量的详细讲述。

十、中药与抗利尿激素

另外再给大家讲一个调节抗利尿激素的方。垂体还分泌一种激素——抗利尿激素。这种激素分泌的改变可以引起尿崩，使患者大量地排尿。五苓散对抗利尿激素具有调节作用。当然，抗利尿激素的分泌不完全是由五苓散决定的，它也受边缘系统的影响，如果患者还有其他问题的话，还要考虑其他问题。也可以用柴苓汤，里面就有小柴胡汤合五苓散。所以学知识不能学得太死，这里并不是说只有五苓散才能调节抗利尿激素，大家要根据不同的原因来选择处方。我只是告诉大家，五苓散是研究最多的一个，也是一个常用的办法。如果患者合并情绪不好，五苓散合上小柴胡汤就是柴苓汤，不一定要那么僵化地去背这个方。

第六节 解热镇痛药

六经皆有发热问题。三阳的解热镇痛药分别是桂枝、柴胡、石膏。三阴的发热除了少阴有外感发热外，其他都是内伤发热。三阴的解热药分别为甘草、细辛、乌梅（彩图1）。

我下面要讲一讲中医治疗内伤发热疗效比较好且不易反复的原因。西医的解热镇痛药主要是治疗外感发热效果明显，因为随着外感疾病的缓解，发热也就退了。而内伤发热可以出现长期发热。使用大剂量的甘草可以快速退热，但甘草是外源性皮质激素，长期使用甘草会抑制内源性皮质激素分泌。以附子为例，用温法时，附子内源性促进皮质激素分泌，中医用甘草配附子，既有紧急的外源性补充皮质激素的甘草，又有促进内源性皮质激素分泌的附子，因为疾病的治愈最终还是要依赖于人体自身分泌的皮质激素。所以用中医的温法治疗以后这种内伤发热就可以退了。对于这种低皮质激素的发热或皮质激素昼夜节律紊乱导致的发热，当通过内源性的药物比如用附子和知母调节过来之后，发热就可以从根本上得到解决。而外源性补充激素或使用解热镇痛药只是解决当时发热的问题。而且使用外源性的激素药物是抑制内源性激素分泌的。所以甘草可以救急，也可以配上附子、知母使用，但是不能单独而持续地使用甘草来退热，这就涉及治标和治本的问题。比如我们用大剂量的甘草来缓解过敏性疾病、自身免疫病等，都是为了救急，因为有的患者要求短期之内缓解，我们也希望患者尽快地见到疗效，除了甘草同时还要配伍其他药物，因为最终解决根本问题的并不是靠甘草。

三阴的发热除了太少两感证的发热都是内伤发热，包括太阴的气虚生大热、厥阴的发热，这种发热都是内伤发热。我用过连梅汤，在外感热病后期，甚至病已经好了，但是患者还是低热缠绵，自觉发热不适、口干。太阴的气虚发热是一个明显的内伤发热。少阴的发热有两感证，因为太阳与少阴为表里，太阳病可以内陷到少阴经去，所以少阴病的发热可以见到太少两感的发热，所以我认为柴胡四逆汤严格来讲不是一个厥阴病的处方，它可能是一个少阳和少阴合病的处方。

一、三阳解热法

大家知道三阳病皆有发热问题，太阳病恶寒发热，少阳病寒热往来，阳明病但热不寒。三阳病解热的处方分别为麻黄汤、小柴胡汤、白虎汤。这三个处方有两个特点。第一，三个处方里桂枝、柴胡、石膏三味药发挥典型的解热镇痛作用；第二，这三个处方里都有甘草，甘草是外源性皮质激素，也具有清热功效。因此，实际上每一个处方就是一个解热镇痛药加一个激素，这个治疗方案西医也经常用。

1.太阳病解热法

治疗太阳病发热，处方为解热镇痛药桂枝加激素甘草，再加麻黄。麻黄的主要有效成分是麻黄碱、伪麻黄碱（西医感冒药经常用，如白加黑、康泰克等）。麻黄和桂枝发挥协同作用，麻黄和桂枝配伍之后，麻黄能显著增强桂枝的解热镇痛作用，而桂枝能增强麻黄的发汗作用，这也就是太阳病麻黄汤的配伍特点之一。

治疗感冒，西医使用康泰克——伪麻黄碱加上解热镇痛药，有的西医医生会再加5毫克的激素如泼尼松，有的医生会再加止咳药。而麻黄汤是怎么构成的呢？第一，麻黄的主要成分是麻黄碱、次麻黄碱、伪麻黄碱，其主要作用是收缩鼻黏膜血管，缓解鼻塞、流鼻涕等症状。第二，桂枝为解热镇痛药，与麻黄配伍能增强麻黄发汗的作用。第三，甘草具有拟肾上腺皮质激素的作用。第四，杏仁的主要成分是苦杏仁苷，有化痰止咳平喘功效。可见西医治疗感冒的配伍用药，与中医的麻黄汤的配伍用药类似。

2.少阳病解热法

治疗少阳病发热，用柴胡配甘草。小柴胡汤加减法有很多，不变的配伍就是柴胡配甘草。柴胡是解热镇痛药，配上激素甘草，黄芩能显著增强柴胡的解热镇痛作用。

3.阳明病解热法

治疗阳明病发热用石膏配甘草。白虎汤主要有三味药：石膏、知母、甘草。石膏是典型的解热镇痛药，配上激素甘草，知母能显著增强石膏的解热镇痛作用；还有一个粳米，既是助溶剂，也补充能量。

这就是三阳解热法的用药规律：太阳病——解热镇痛药桂枝加激素甘草，配伍麻黄增强桂枝的解热镇痛作用；少阳病——解热镇痛药柴胡加激素甘草，配伍黄芩增强柴胡的解热镇痛作用；阳明病——解热镇痛药石膏加激素甘草，配伍知母增强石膏的解热镇痛作用。

二、三阳热型

1.太阳病热型

太阳病之所以出现恶寒发热，是因为太阳病是病毒感染，病毒感染会诱生干扰素，导致了太阳病的典型热型为恶寒发热。大家使用过干扰素就会知道，注射干扰素以后会出现典型的流感样证候，这就是太阳病的特点。所以，太阳病的恶寒发热是由病毒感染诱生干扰素引起的。

2.少阳病热型

典型的少阳病发热是寒热往来，这是由于细菌内毒素脂多糖入血导致的。大家都知道细菌的内毒素主要是脂多糖（LPS）。只要患者寒战发热，一般都会抽血化验看看有没有菌血症，就是因为细菌及其毒素入血导致寒热往来。

3.阳明病热型

阳明病的发热是持续性发热，并且下午加重。为什么会持续发热？因为阳明病已经有了典型的局部炎症反应——红、肿、热、痛，在炎症的情况下，致炎因子白细胞介素-1、白细胞介素-2大量分泌，这些以白细胞介素-2为代表的致炎因子引起中枢发热。因为炎症是持续的，所以发热也是持续的，即所谓的"但热不寒"。

抓独法里讲过三阳独取少阳，要从咽喉截断。因为上呼吸道感染后继发咽喉肿痛，是病毒感染继发细菌感染所致，所以如果见了咽喉肿痛，查血常规多见白细胞（中性粒细胞）升高。这时不再是麻黄汤证、桂枝汤证，已经是太阳传少阳了，西医要用抗生素治疗，而中医用小柴胡汤治疗。如果自咽喉再往里发展，病邪就合并阳明了，就是一个热证了，要用麻杏石甘汤之类的处方，要用石膏了。

如果是麻黄汤证有烦躁者，就用大青龙汤或小青龙加石膏汤，也就是说，要有恶寒、发热、无汗出才能用大青龙汤或小青龙加石膏汤。但是《伤寒论》麻杏甘石汤证条文说："汗出而喘，无大热者，可与麻黄杏仁甘草石膏汤。"为什么是汗出、无大热呢？《金匮要略》越婢汤条文中载："风水恶风，一身悉肿，脉浮不渴，续自汗出，无大热，越婢汤主之。"越婢汤也有"续自汗出、无大热"。注意，"汗出"就是病邪传入了阳明，需要用石膏；"无大热"就是有发热，但不是高热，此时石膏解热不需要配伍知母，不需要用知母来增强石膏的解热作用。也就是说，到了阳明就可以有汗出，麻黄在这里起平喘利水的作用。所以麻杏石甘汤证和越婢汤证都可以汗出，可以发热，但无大热。因为如果要增强石膏的解热作用，关键是要靠石膏、知母的配伍。这是麻杏石甘汤和越婢汤的特点。

西医都是使用解热镇痛药来治疗外感疾病的发热,但弊端是对热型不分、用药不分。西医区别热型主要是用来做诊断和鉴别诊断,而不是用来指导治疗。可是中医对热型分得很清楚:恶寒发热、寒热往来、但热不寒分别对应西医的病毒感染、细菌毒素入血和持续的炎症引起的内源性的发热。代表的配伍都是解热镇痛药加激素、再加一个协同作用的药物,如桂枝、甘草配麻黄,柴胡、甘草配黄芩,石膏、甘草配知母。

三、三阴解热法

三阴发热除了少阴有一个太少两感证,其余的热都是内伤发热。

1.太阴病解热法

太阴病的解热药主要是甘草。大家看小建中汤条文,《金匮要略·血痹虚劳病篇》说:"虚劳里急,悸,衄,腹中痛,梦失精,四肢酸痛,手足烦热,咽干口燥,小建中汤主之。"由条文可知太阴病发热"手足烦热、咽干口燥",用小建中汤,其中甘草剂量相对于桂枝汤是增加的,桂枝汤中用二两,小建中汤中用三两,即所谓的"甘温除热法"。李东垣说:"甘草气薄,味厚,是阴中阳药。阳不足者,补之以甘,甘温能除大热。"因此甘草能除气虚的大热。后世衍生出的补中益气汤就是此法的代表方,黄芪是用来增强甘草的疗效。

太阴病的主方是桂枝汤类方。桂枝汤里的桂枝配甘草能促进肠道蠕动,因为桂枝含挥发油;白芍配甘草能促进消化液分泌。消化道的蠕动相当于胃阳、脾阳,消化液的分泌相当于胃阴、脾阴。所以桂枝汤是一个调和脾胃阴阳的方。

2.少阴病解热法

少阴病的麻黄附子甘草汤证如果是"反发热"的,用麻黄细辛附子汤——"少阴病,始得之,反发热,脉沉者,麻黄细辛附子汤主之"。细辛是少阴病专用的解热镇痛药,治疗太少两感证的发热。由麻黄细辛附子汤衍生出的大黄附子汤中有细辛,治疗"胁下偏痛,发热,其脉紧弦……"此证也有发热;而附子泻心汤中没有细辛,治疗"心下痞，而复恶寒汗出者……"，不提发热。因此少阴病的解热镇痛药是细辛。麻黄细辛附子汤是太少两感证，大黄附子汤是少阴和阳明同病，附子泻心汤是少阴寒热错杂证，黄芩、黄连专门泻心火。

　　治疗太少两感证有两个处方，一个是麻黄附子甘草汤，另一个是干姜附子甘草汤，即四逆汤。"少阴病，得之二三日，麻黄附子甘草汤微发汗，以二三日无证，故微发汗也"。四逆汤是干姜、附子、甘草。《伤寒论》讲"下利，腹胀满，身体疼痛"的，"先温其里，乃攻其表"，就是治疗要先里后表，其中的"表"是身体疼痛，"里"是下利、腹胀满，"温里宜四逆汤，攻表宜桂枝汤"。因此，太少两感证见里证的时候，要先温里、后解表。虽说总的原则是先表后里，但是太少两感证见里证的时候，先温里、后解表。要特别注意，伤寒"二三日无证"，无什么证？无里证。就是说在太少两感证还未出现下利、腹胀满的里证时，就可以用麻黄附子甘草汤"微发汗"。为什么是微发汗？以方测证，因为方中没有解热镇痛药细辛，因此这个方不能引起大汗。我们知道西医的解热镇痛药的作用之一就是要引起出汗。麻黄附子甘草汤里没有细辛，所以不能引起大汗，所以它是一个微发汗的处方。

　　注意细辛的用量和煎法。当归四逆汤里细辛的用量是10克，超过一钱了。细辛可以用到30~60克，但是煎法非常讲究，需要开窗开盖久煎，不可嗅之。因为细辛醚为其毒性成分，易挥发，所以要开窗开盖久煎。煎药中嗅之，容易吸入细辛醚，导致中毒。至于北细辛入散剂，因为缺少煎煮过程，大剂量容易中毒，要注意用量。还要注意的是当归四逆汤中大枣是30克，是重用的。

3.厥阴病解热法

　　厥阴病退热用乌梅。不用柴胡，因为柴胡是外感发热的解热镇痛药，而治疗内伤发热要用乌梅。疾病传到三阴，除了太少两感外都是内伤发热。乌梅治内伤发热，有《温病条辨·下焦篇》椒梅汤、连梅汤，或用刚或用柔。

四、小结

三阳解热的配伍都是一个解热镇痛药加一个激素再加一个协同药物。太阳是桂枝、甘草、麻黄，少阳是柴胡、甘草、黄芩，阳明是石膏、甘草、知母。而且太阳的麻黄汤的配伍完全与西医的配伍吻合。

这些解热镇痛药必须要配上对应的协同药时效果才好。比如石膏不配知母时，可以有阳明病的汗出，但它是无大热。麻杏石甘汤和越婢汤都可以有发热，但是在有大热的时候，如果不配知母的话，效果不好，就像桂枝要配麻黄、柴胡要配黄芩一样。

三阳的发热是三种西医的病机，即病毒感染、细菌内毒素入血和持续的炎症感染。当然这是典型的，还有不典型的，比如小柴胡汤有微热的就不是内毒素血症。我讲的是原则性的东西，个别特殊的不在此列。

三阴解热法，只有少阴病有外感发热，解热镇痛药是细辛，它用于太少两感证，外感、内伤都可以用。因为不发热的用麻黄附子甘草汤，"反发热"的用麻黄细辛附子汤。太阴的发热用甘草，小建中汤的甘草剂量增加了，治疗"手足烦热、咽干口燥"，后世的"甘温除大热"用黄芪去配甘草，也是一个好办法。厥阴的发热用乌梅，不用柴胡，因为柴胡治疗外感发热，而它是内伤发热。

第七节　石膏法

一、阳明病

我们说三阳在经在腑，三阴在经在脏。阳明病分了阳明经证和阳明腑证。阳明经证又分了两大证，第一证是白虎汤证，第二证是栀子汤证。栀子汤证在《伤寒论》的代表方是栀子豉汤以及栀子豉汤的各种加减法。阳明经证的白虎汤证是全身炎症反应综合征。大热、大渴、大汗，脉洪大，这是中医的描述。西医的描述就是发热、呼吸急促、脉搏次数增加、心排血量增加、出汗，加上白细胞增加。中医不查血常规，排除白细胞总数增加、粒细胞增加的话，它就是一个典型的西医全身炎症反应综合征的描述。当然白虎汤证不仅限于一个典型的外感热病的全身炎症反应综合征，它的使用非常广泛，《伤寒论》是用了一个最具代表性的证，从这里入手让大家去理解它的本质。

从西医的角度讲，炎症除了全身炎症反应综合征，还有局部的炎症反应。局部的炎症反应就是红、肿、热、痛。比如皮肤肿起来一个疙瘩，又红又热，还痛，摸着皮肤还高了一截，这说明发炎了，这叫炎症的局部反应。如果局部的炎症比较重，就会引起炎症的全身反应，就叫作全身炎症反应综合征。也就是说，当局部的炎症比较严重时，机体就会发热。这是炎症的两个基本特点。只不过《伤寒论》在讲炎症的局部反应时，用了一个最典型的证来说明——栀子豉汤证或栀子柏皮汤证。有人说栀子豉汤证没有红、肿、热、痛，其实是有的。栀子豉汤证说"胸中窒"，这是胸中痛、胸中热；还有红、肿，如果下个胃镜、食管镜去看，就会看到有红、肿。再比如治黄疸的栀子柏皮汤，有人说栀子柏皮汤证的人也没有痛，患者即使有肝炎、有黄疸，他都不痛，这似乎与局部炎症的红、肿、热、痛矛盾。这是因为肝脏除了肝包膜外，没有痛觉神经，所以患者感觉不到痛。但是如果大家去看发炎的肝脏，在肋下两指、三指，它是红的、肿的，只是它局部没有痛觉神经而已，因此患者感受不到它的痛。所以局部炎症的代表方是栀子汤。明白了栀子汤是炎症局部反应的代表方，大家就可以把栀子汤用于多种炎症。比如急性腰扭伤或踝关节急性扭伤，要快速消炎，可以把栀子用醋调、打成粉敷患处，红肿很快就会消掉，见效很快，它是一个特异性的针对局部炎症反应的药。

持续的炎症反应会引起两个问题：第一，大热、大渴、大汗，水分一丢失，大便就干燥。人体排出水分的四个途径是大便、小便、皮肤、呼吸：皮肤会出汗，呼出来的气体内带有水分，还有大便和小便也排出水分。水分一丢失，大便里的水就会减少，这是机体的自动调节。第二个问题，炎症反应导致交感神经兴奋，持续炎症反应会持续地兴奋交感神经。交感神经兴奋的副作用之一是抑制胃肠道的蠕动。比如两个人要决斗，交感神经就兴奋，这个时候两人绝对不想吃东西，也不饿，肠子也不动，因为血液都要去拳头上，这就是交感神经兴奋。交感神经兴奋会抑制消化道的功能，就会导致胃肠道的蠕动功能减退，而胃肠道的蠕动功能减退就是痞和满，就是肚子胀；还有燥、实，水分少了。痞、满、燥、实、坚就是阳明腑实证——承气汤证。

《伤寒论》的内容不仅用于外感热病，也用于内伤病。但是由外感热病去切入，大家会特别简单特别直接地知道它在说什么。再把外感热病的内容往内伤病延伸，就成了一张网，你就可以用来治疗内伤病了。所以大家要从外感热病上去理解《伤寒论》最想说的、最具代表性的东西。比如感染可以引起交感神经兴奋，但实际上引起交感神经兴奋的病是非常多的，比如内伤病，因此也可以使用《伤寒论》的处方。只要有相同的机理，就可以用相同的方药去处理。

阳明病的三个方（白虎汤、栀子汤、承气汤）里，本节主要讲白虎汤，讲白虎汤有哪些变化，以及我们怎样理解和使用它。

关于阳明病的白虎汤证，首先它是一个炎症反应——全身炎症反应综合征。第二，它有高动力循环——脉洪大。脉大就是血管扩张，摸着的桡动脉脉体比较大；脉洪就是心排血量增加。我们知道人体的脉搏是一个波，它是心脏的收缩与舒张跳动形成的波。波的源头在心脏，由心脏沿着血管向外面传递，传递到末梢血管、传递到桡动脉。因为桡动脉比较表浅，我们能摸到这个波，这就是脉搏，中医摸脉摸的就是它。如果心脏的输出量增加，我们摸到的脉就是一个有力的脉，就是一个洪脉。白虎汤证的"脉洪大"就是一个高动力循环。第三是交感神经兴奋，交感神经兴奋的一个典型症状就是病人烦躁、烦渴。这是白虎汤证的三个病理基础。下面来看我们怎么去运用这三个病理基础。

在《伤寒论》里讲的白虎汤证很严重，"三阳合病，腹满、身重，难以转侧，口不仁、面垢、谵语、遗尿。发汗，则谵语；下之，则额上生汗、手足逆冷。若自汗出者，白虎汤主之"。还有"伤寒，脉滑而厥者，里有热，白虎汤主之"。这些讲的是严重的感染导致多器官功能衰竭或者休克的时候如何使用白虎汤。这两条就不给大家讲了，因为纯中医不治重症了，没有重症和ICU或者急诊了，所以关于在严重的疾病上如何去运用它，我们就不讨论了，因为它不属于中医治疗的病种范畴。但是张仲景描述了在特别严重的情况下使用它的指征。

二、石膏的解热作用

说到阳明病，就要说到石膏的解热作用。三阳三阴解热是有规律的，大家一定要把这个规律（彩图1）吃透了。把这个规律吃透了，也就把处方配伍的核心吃透了。阳明病的解热镇痛药是石膏；阳明病的解热镇痛作用的协同增效药是知母，石膏配上知母解热作用大大增强；再加一个激素，就是白虎汤。阳明病发热的机制是但热不寒，是持续的炎症。以白细胞介素-2等细胞因子为代表刺激机体发热，这是它发热的本质。阳明病发热和太阳病、少阳病的发热不一样。明白了阳明病的解热镇痛药是石膏，知母能增强石膏的疗效，也就知道凡是看到《伤寒论》讲阳明病"无大热"，就能明白它在说什么。

比如"发汗后，不可更行桂枝汤。汗出而喘，无大热者，可与麻黄杏仁甘草石膏汤"。我们一般说麻杏甘石汤证，是"无大热"，因为没有知母，仅靠石膏解决不了大热。这个方最常见的用法是治疗儿科大叶性肺炎。这是特别常见的一个病。要注意的是，大叶性肺炎基本都是有大热的，常有高烧，可以在里面加知母。如果高烧退了，体温在37~38℃，就可以把知母去掉。不明白这个道理的话，读多少次条文都不会使用，因为你不知道它背后在说什么。所以还是要搞明白它背后的机制。

再举个例子，"风水恶风，一身悉肿，脉浮而渴，续自汗出，无大热，越婢汤主之"。这里也有"无大热"，现在大家应该能看懂"无大热"这三个字的意思了。张仲景写书是很有规律的，他是有套路的。读《伤寒论》，关键是要把这个套路读出来，才能知道他真实的意图、真实的目的，才明白他在写什么。

三、白虎汤的配伍规律

首先大家要理解白虎汤配伍的机制。这个方中退热的药是石膏，石膏是阳明经用于退热的药（彩图2）。

知母有两个作用，第一是协助石膏退热。如果只有石膏没有知母，《伤寒论》都会说"无大热"。比如麻杏甘石汤证"无大热"，越婢汤证"无大热"。石膏但凡没有配知母，都是"无大热"。中医的退热处方有一个特点，三阳经、三阴经的退热都有一个专药、加一个辅助的药，两个药一配，它的退热作用大大增强。比如桂枝是太阳经退热的专药，配上麻黄，它的退热作用就大大增强。

知母还有第二个作用——调节皮质激素的节律。人体皮质激素分泌有节律：白天两个峰，上午一个高峰在8点左右，下午一个高峰在3点左右，晚上是低谷。白天是皮质激素分泌高峰，因为白天我们要跑、要跳、要工作、要活动。皮质激素增强人体分解代谢，所以皮质激素在白天会大量分泌，处于分泌高峰，支持人体活动。晚上皮质激素水平低，因为晚上是人体的合成代谢，而皮质激素是促进人体进行分解代谢的物质。如果晚上皮质激素水平高了，夜间分解代谢就会增强，就会出现消瘦、盗汗、口干、手足心烦热，中医叫作阴虚。这就是皮质激素分泌的昼夜节律改变了。知柏地黄丸就是利用知母来调节皮质激素的节律。皮质激素分泌节律是白天高水平、晚上低水平。如果白天皮质激素水平低，这个人阳虚，很萎靡；晚上皮质激素水平高，这个人阴虚，消瘦。

白虎汤为什么要用知母来调节皮质激素的节律，这是有深刻原因的。一旦人体发生感染后，皮质激素就会大量的分泌，而皮质激素大量分泌会导致两个弊端：第一，肾上腺皮质功能耗竭，最后感染一退，患者就会出现阳气虚。第二，如果他长期发热，晚上体温还不退，连续发热一周、两周，他有可能夜间皮质激素水平升高，就会表现出阴虚。所以有的人感染退了以后表现为阳虚、气虚，有的人感染退了以后表现为阴虚——尤其是小孩或患者本身是偏阴虚的体质。比如有些小孩子，如果连续一周晚上都发烧，热退后就会表现出阴虚的症状，就是因为皮质激素的昼夜节律被打乱了。晚上皮质激素水平应该低，但是他现在发烧，皮质激素分泌水平就高，持续高一周、两周，就形成了一个新的节律，中医就认为是阴虚了。所以知母实际上能增强石膏的疗效，还能减轻感染导致的皮质激素节律紊乱的副作用。

第三个药是粳米，粳米有两个作用。第一，石膏的水溶性很低，熬煮石膏后的水很清，但是加粳米后药液就能形成胶体液，我们可以把它简单理解为混悬液，虽然这个词不是很准确。因为石膏熬煮之后会沉底，加了粳米形成混悬液，石膏就留在药液中被我们吃进去、在肠道被吸收，这样就大大增加了石膏的利用率。另外，感染抑制交感神经，患者不想吃东西，这就会影响他的能量代谢，所以给一点粳米，就相当于补充了一点儿糖、补充了一些维生素。西医的手段就是输液，这样患者在感染的时候就会舒服一些。中医没有输液的手段，那就用粳米，粳米里含有大量的淀粉，还含有一些维生素如B族维生素等，在感染的时候可以给患者补充一些。

最后一个药是甘草，甘草含甘草酸，甘草酸有皮质激素样作用，它是皮质激素的类似物。当然甘草里也含有非甾体抗炎药，即含有非皮质激素类似物的抗炎药，但它最主要的是甘草酸，发挥类似皮质激素的作用。

所以这个处方的配伍很简单明了。西医对这种情况的处理也是类似的：阿司匹林用上去，然后输两瓶5%的葡萄糖注射液，加点维生素，再给一片泼尼松。只不过中医的复方配伍更有特色一些。我们分析这个处方的大致思想：石膏配知母能相互增强疗效；粳米增强石膏的溶出；甘草是一个皮质激素类似物，在感染中发挥抗感染的作用。

关于皮质激素的昼夜节律，它的第一个峰在早上8点，第二个峰在下午，然后晚上是低谷。假如一个人下午第二个峰起不来，这说明他是一个气虚、中气下陷的人，可用补中益气汤。第二个峰起不来的人，到了下午3点，他会低热，精神不好，工作坚持不下来，开会就打瞌睡。即使他认真听，也会打瞌睡，因为他难受。这就是一个典型的、代表性的补中益气汤证。如果天气很湿热，比如外面下着倾盆大雨，又热又潮，他又有这些症状，可以用李东垣的清暑益气汤。清暑益气汤就是夏天梅雨季节的补中益气汤。因为直立时间太久，所以他中气下陷了。如果他不吃药，最简单的治疗就是每天中午睡一小时，下午再上班，然后他再直立，中气下陷的症状就缓解了。所以但凡中午必须睡午觉的人几乎都是气虚的人。这种人背后都是同一个规律。中医不需要四诊合参，扁鹊见齐桓公也没有四诊合参，他远远地就跑掉了。四诊合参是因为大家没有抓住疾病的关键信息，才需要用四诊合参去辨证。

四、不同炎症的处理

下面来讲讲对气虚、阳虚、血虚、阴虚的炎症反应该怎样处理。气虚、血虚、阳虚、阴虚的炎症反应不是说患者得了炎症出现气虚、血虚、阴虚、阳虚，而是说气虚、血虚、阴虚、阳虚的人都可能发炎。炎症可不管你是气虚、血虚、阴虚、阳虚，你只要感染了就可能发炎。但是你现在气虚，又发炎了——又出现白虎汤证，怎么办？比如中气下陷的人有很多，还有人中午必须要睡觉，这种人发炎了就是一个气虚的人发炎了。还有阳虚的人发炎的也很多，比如阳虚的人得了肺炎，出现发烧，这就成了一个阳虚型炎症了。

气虚、血虚、阴虚、阳虚的人发炎，分别有四个代表药：人参、当归、地黄、附子。

血虚的人发炎，选当归。因为当归养血，又是个抗炎药。张仲景的各个方都是这个套路。学中医的关键是要学它背后的底层逻辑。一个药，你要弄清楚，为什么从张仲景到张锡纯，所有人都选它，这是因为它背后的底层逻辑。你明白了四妙勇安汤为什么选当归，你就明白麻黄升麻汤为什么选当归，你也就明白了升麻鳖甲汤为什么选当归，你还可以明白后世的很多方为什么选当归。比如《妇人良方》神效瓜蒌散，乳香、没药、当归、甘草、瓜蒌，治乳腺炎，它为什么选当归、不选川芎。大家要真正把中医学明白，要把张仲景的用药到张锡纯的用药，它们背后共同的底层逻辑抓出来，你的方就是准确的。要抓住这个底层逻辑，大家一定要知道他们治病的底层逻辑是什么。只有知道他们治病的底层逻辑，才能抓出药的底层逻辑来。这时你再看那些大医家或者普通同行的方，你就能大概知道他对这个病了解的程度。所以如果你方中的每一味药都是可以替换的，你的方就很一般。一个好的方一味药都不能替换。比如过敏，患者问："没有蝉蜕可以用僵蚕吗？"也是可以的，都抗过敏，但是蝉蜕在这种情况下比僵蚕更好，它能除湿利水，僵蚕不行。僵蚕还能化痰，那用僵蚕的时候能不能把它改成蝉蜕？也不好。蝉蜕有它的特点，息风定惊利水等，但是化痰的作用就不如僵蚕。如果是颈部的淋巴结肿大，把僵蚕换成蝉蜕就差了一些。僵蚕化痰配上牡蛎效果更明显。没有牡蛎用龙骨代替呢？不行。每个药都有它的特性。

麻黄升麻汤也是白虎汤的一个化裁，它也包含了白虎加术汤。这个方治疗ICU里的重症感染，效果很好。里面就有石膏、知母，就有个白虎汤，只是在白虎汤的基础上考虑到了三阴，把阴、阳、气、血的因素都考虑全了。

1.阳明气虚

阳明经证"服桂枝汤，大汗出后，大烦渴不解，脉洪大者，白虎加人参汤主之"。条文说，服桂枝汤后白虎加人参汤主之，说明桂枝汤治的是气虚的人。气虚的人感冒以后才容易表现为桂枝汤证，气不虚的人感冒后容易表现为麻黄汤证；一个是表实证，一个是表虚证。所以麻黄汤证化热是麻杏石甘汤证；桂枝汤证化热是白虎加人参汤证；一个表虚，一个表实；一个有气虚的基础，一个没有气虚的基础。

"大汗出后，大烦渴不解，脉洪大者"又说明两个问题。气虚的炎症有两个表现：一个表现是发炎以后脉搏不洪大，这个人是气虚的；第二个表现，发炎以后脉搏洪大，他还是气虚的。例如，一个阳虚的患者，脉搏每分钟只有40次。体温增加1℃，脉搏增加10次，他现在体温39℃，脉搏增加了30次，现在只有70次。他的脉搏是数还是缓？70次的脉搏是个缓脉，正常人的脉搏是80次，60次以下就是迟了，90次以上就是数了。那么70次的脉是缓脉还是数脉？对这个患者来讲，就是个数脉，因为他平时脉搏只有40次。阳虚的人感染之后，有两个表现，脉搏可以数，也可以不数，取决于患者的炎症程度和阳虚程度。体温增加1℃，脉搏增加10次。当患者的炎症越严重的时候，脉搏次数就越数。当患者阳虚越严重的时候，脉搏的次数数（shuo，四声）的程度就越轻。因为阳虚越严重，他基础脉搏次数越慢。所以我们去摸脉，经常摸到70次，我就会告诉学生"这个人脉数"。因为他基础脉搏只有40次，他现在的脉搏是70次/分，我们就说他脉数（shuo，四声）了，因为体温增加1℃，脉搏增加10次。

所以气虚的人发生急性炎症，可以是脉搏仍然没有力气，说明这个炎症不严重，而是气虚很严重；也可以是脉搏变得又洪又大，说明炎症很严重。但是他的脉搏一定是比他平时有力、更数、更大。至于有没有达到洪大的标准——有可能洪大，有可能不洪大，取决于气虚的程度和急性热病的炎症程度。这也就是说一个气虚的人发炎了，其实你可能感觉不到他气虚，因为他血液高动力循环、心脏强烈收缩，这个时候你摸着他的脉已经不是一个缓脉了。

但是要记住，它有一个很重要的表现，《伤寒论》讲过一条"舌黄未下者，下之黄自去"，阳明病的特点是表现为黄苔。阳明病也可以是白苔，阳明病刚刚开始的时候可以是白苔。白细胞吞噬细菌变成脓细胞，再从舌面上溢出来，这个过程需要时间，一般是几小时到一天。中医看到的阳明病一般都是黄苔，因为在几小时到一天的这个时间段里患者一般还在家里，他来门诊的时候，你看到的已经是黄苔了。正常情况下的舌苔是白苔。黄苔在阳明病的机制主要有两个：第一，就是白细胞吞噬细菌跑到舌面上，把舌苔变成了黄苔。第二，就是肠道蠕动功能减退以后，小分子的气体比如硫化氢等，通过肠道到胃，再到舌根把舌苔染成黄色。这两种黄苔有区别，第二种黄苔是我们说的阳明腑实证，它是硫化氢气体从肠道到舌根，然后到舌尖，所以他舌根的苔特别黄。这种黄苔就是"舌黄未下者，下之黄自去"，把大便一搞通，染苔就消失了。第一种原因就是粒细胞从血管跑到舌面上来了。血液里面的白细胞，吞噬了细菌后就变成脓细胞。脓是黄色的，那就是坏死的白细胞。吞噬了细菌的白细胞就是黄色的，它从血管里出来把舌面染成黄色。

对白虎加人参汤证，大家要记住，如果这个人有严重的阳虚和气虚，他常会出现这种情况：他虽然已经持续地发烧了，或已经有持续的炎症了，或查血白细胞已经升高了，但他还是一个白苔。他舌苔不黄，这种人就是一个白虎加人参汤证。比如白细胞大量增多，已经感染了，可是体温不是很高，舌苔也是白色的，没有表现出黄苔。这就是一个白虎加人参汤证。他的免疫系统功能有障碍，白细胞吞噬细菌的功能有缺陷。这是个气虚型炎症。这个时候炎症可以掩盖他的气虚。他的脉搏并不是像平时那么没有力气。因为炎症之后心脏收缩力增强了，掩盖了他平时没有力气的脉。

所以感染以后不论脉搏有力、无力，都可能是气虚。这个知识点运用极广泛，因为如果是别人治不了的炎症，这个炎症一定有问题，把这点想明白了，你才治得了别人治不了的炎症。否则别人治不了的炎症你也治不了。

白虎加人参汤可以用于很多情况。一个特殊的症状就是"其背恶风"，意思就是气虚性的炎症患者的背心怕凉。背心怕凉不是阳虚，背心怕凉是气虚。比如治疗"背寒如巴掌大"的苓桂术甘汤，是补气行水的；四逆汤证"其背恶风"，要加人参，用四逆加人参汤；白虎汤"其背恶风"，要加人参，是白虎加人参汤。背心是至阳穴，是太阴所主，背心怕风吹是一个气虚的症状。

白虎加人参汤还可以用来治疗中暑。暑分两端——暑湿和暑热。暑湿就是李东垣的清暑益气汤，清暑益气汤就是湿热时的补中益气汤。你想用补中益气汤，如果天气又热又潮，那就用清暑益气汤，尤其是患者体质偏湿的时候，内外更加感召。还有暑热，就是干热的时候，就表现为白虎加人参汤。

另外，白虎汤证的条文里还有口渴等症状，说明它可以治疗内科的疾病，如糖尿病。

竹叶石膏汤也是一个白虎加人参汤。因为无大热，所以没有知母，高热要加知母。单用石膏只能退37~38℃的低烧。如果体温偏高，单用石膏解决不了发热的问题。

如果患者余热未退，要退他的热，可以在竹叶石膏汤里加芦根30克，芦根可以退烧。芦根有几个作用：第一，芦根可以退烧。第二，芦根和竹叶都含有大量的B族维生素，可以治口舌生疮，比如炎症后期患者容易口舌生疮。第三，芦根含有天门冬酰胺，有养阴的作用。芦根能养阴，所以能治热病口渴。因此在竹叶石膏汤里加芦根是有原因的，芦根治口舌生疮，它含有大量的B族维生素，相当于竹叶；芦根可以退烧，相当于石膏；芦根含有天门冬酰胺，相当于天冬。一个药兼具三个药的作用，你不想用竹叶石膏汤，就用芦根也有效。芦根还有一个作用，芦根和竹叶都是禾本科的药物，含有薏苡仁内酯，有抗病毒的作用，治疗麻疹、水痘都可以选它。芦根这些特征使得它的应用面极广。其实芦根一味药就是竹叶石膏汤，只不过竹叶石膏汤比它配伍更加完善。

张锡纯在《医学衷中参西录》里用山药代替白虎加人参汤的粳米。他用生石膏、知母、人参、山药、甘草来治疗糖尿病。这是个治疗糖尿病口渴的基本方，还可以加苍术，加黄连、葛根、天花粉。因为白虎汤证里有大渴，而糖尿病是消渴，所以后世治疗糖尿病的方就是从这里脱化出来的。我一般是在白虎加人参汤里加苍术、黄连、黄芪、葛根，口渴再加天花粉，肾虚加桑葚、枸杞子，大部分糖尿病都有效。当然也有复杂的糖尿病，一个方不可能把所有糖尿病都治好，这里是告诉大家一个大的套路。

2.阳明阳虚

我们前面讲的越婢加术附汤既有白术配石膏，又有附子配石膏。这是跟我的老师曾升平学的，曾老师对免疫病的治疗非常厉害。有一次华西有一个白血病的小孩感染高烧，层流病房也住了，各种抗生素包括最先进的抗生素都用了，那个时候就用亚胺培南、氨曲南、泰能这些很先进的抗生素，花不少钱又没有效。西医治不了，家属要求找中医看，就把曾老师请去了。这个小孩是白血病，炎症很明显，另外他阳虚。曾老师开的方就是石膏、知母、甘草、附子。一付药下去，体温就退到了低烧。西医看不上中医，说到底还是因为中医无效，层流病房解决不了的问题，你也解决不了。比如你给他开金银花、连翘，金银花、连翘能解决问题的话，泰能早解决问题了。所以中医一定要解决西医解决不了的问题，才能赢得西医的尊重。这就是一个阳虚型的炎症，阳虚型的炎症代表药是石膏、知母配附子，这是我跟曾老师学的，但是阳虚型的炎症是不是都用石膏、知母配附子呢？

前面给大家讲到越婢汤、越婢加术汤、越婢加术附汤治疗肾炎、肾病综合征的问题。大家一定要记住，用越婢加术附汤治疗的肾炎、肾病综合征患者一定是水肿。什么叫作"肿"？有一分脉浮，就有一分表证；有一分脚肿，就有一分水肿；有一分恶风，就有一分表证。

当然不是看到脚肿就一定用越婢加术附汤。对于脚肿的患者，如果他单纯是下半身肿，有可能是要温肾、温补。大家一定要记住，判断越婢加术附汤的疗效，要看到患者眼睛下面的卧蚕消失。也就是说，一定要看不到眼胞鼓起，此时越婢加术附汤治疗的水肿就消掉了。如果他脚下面还肿，这是腰以下肿，需要补肾利小便，就属于虚证的治疗了，就要以补为主了。这种眼胞鼓起不是甲状腺炎的那种凸眼，这种人就是有水湿。眼胞的水肿没有了，如果患者腰以下仍然肿，那属于补的问题。要记住，如果温阳发表的时候同时补肾，见效就慢了。有表证的时候，用补的办法治疗，效果会变差。有一个办法就是用越婢汤之后换肾气丸；也可以等水肿消得差不多时，他好像有一点眼胞还肿着，但也不明显时，在越婢汤里把肾气丸加进去。也可以最后不用越婢加术附汤，单纯用肾气丸。当然肾气丸有很多用法。比如在金匮肾气丸里加蝉蜕30克，可以增强肾气丸的疗效。苏蝉地黄汤的苏叶能降尿素氮、肌酐，特别适合于尿素氮、肌酐升高。这是中医用来解毒的方；如果没有肌尿素氮、肌酐的升高，直接加蝉蜕20~30克进去，它会增强肾气丸的利水作用。苏蝉地黄汤是肾病专家郑孙谋老先生的经验用药。

我们通过对越婢汤、越婢加术附汤的讲解，想告诉大家的是：麻黄配石膏、石膏配白术、石膏配附子、麻黄配附子这些配伍已经构成了一个闭环。比如我会这样讲越婢加术附汤：患者上半身有水肿，需要发汗；但是他又有肾病，有一个肾阳虚的基础，如果要发汗，就要把桂枝换成附子，那就是把麻黄汤变成了麻黄附子甘草汤。这是一个太少两感证的方，但是麻黄附子甘草汤有一个弊端，因为麻黄没有重用，它发表行水的力量弱了，所以需要重用麻黄。但是重用麻黄的话，就会出现麻黄的很多副作用，石膏就可以去拮抗这些副作用。

关于附子配石膏的运用，我再给大家举个例子——再造散。再造散就是《伤寒六书》的麻黄附子细辛汤加减，因为不敢用麻黄，所以把麻黄换成了羌活、防风。三阴是递进关系，阳虚的人有气虚，几乎没有无气虚症状的阳虚患者，这主要是两个原因：第一，三阴是递进关系。第二，我们常说"阳气"，"阳"和"气"相互转化，阳虚的人几乎都有气虚。这个处方里，麻黄细辛附子汤是单刀直入，只不过把麻黄换成了羌活、防风；加了补气的人参、黄芪、桂枝汤，补气又解表。它就是一个麻黄细辛附子汤的变方。假如你想用麻黄细辛附子汤但又不敢用麻黄，就把麻黄换成羌活、防风，但是羌活、防风的发表作用比麻黄要弱了，那就增强一点补气的作用——卫主气，桂枝汤补气、发表，再加人参、黄芪，这就是再造散。夏天最热的时候，也能用再造散，"夏日热盛，加石膏"。这其实就是白虎加人参汤，就是用石膏配附子，都是一个道理。不外乎白虎加人参汤治的是内热，而再造散治的是外邪，道理是相同的。中医有天人相应学说，所以夏天也可以用再造散，也可以用麻黄细辛附子汤，就看你会不会用。

3.阳明血虚

续命汤的配伍也是白虎加人参汤的机制。续命汤治疗的是产后、老人及小孩的感染。产后是血虚的感染，用当归配石膏；老人及小孩是气虚的感染，用人参配石膏。这个方也用来治疗中风偏瘫后遗症，这个方和针灸的机制是一样的。麻黄是一个交感神经递质，针灸也是通过刺激交感神经系统的活性来保持肌肉不要萎缩，用麻黄相当于针灸；桂枝、甘草、当归、川芎营养神经，相当于西医输液用神经营养剂；脾主肌肉，人参、干姜营养肌肉，防止肌肉萎缩，相当于推拿按摩；长期卧床容易有痰，加杏仁排痰；痰不好排，局部容易感染，容易继发细菌感染、形成坠积性肺炎，加石膏预防感染。它就是一个治疗中风的基本方，而且这个基本方没考虑大脑的问题。当然还要考虑营养大脑，若脑里有瘀血，要活血；如果是脑血栓，主要是气不够，可以用黄芪、地龙之类的药物。只要明白了机理，就很容易去治疗它，关键是要知道这个方配伍的机制。

4.阳明阴虚

张景岳的玉女煎，用石膏、知母、麦冬、熟地、牛膝，治疗阴虚，也是同样的配伍机制。其实我觉得一个高明的中医一定是个高明的西医。如果你是一个高明的西医，你看中医是单刀直入的，而且还知道这个方在什么情况下该怎么加减。

五、预防继发感染

预防继发感染可以在没有白虎汤证的时候提前给白虎汤。按辨证论治的说法，只有当白虎汤证出现时才能用白虎汤。其实没有白虎汤证时也可以提前用白虎汤预防感染。关于这个问题可以举个例子，正柴胡饮是张景岳的方。张景岳说，感冒时不需要见少阳证也可以用正柴胡饮。实际上大家临床上去体会，确实是感冒了就可以用正柴胡饮。因为正柴胡饮能抑制组织胺释放，可以缓解鼻腔的症状。不见白虎汤证时用白虎汤就是要预防感染。比如小续命汤不是一定要有白虎汤证才用石膏。小续命汤既可用来治疗中风、中风后遗症，还可用来治老人、小孩的感冒，它不需要见到白虎汤证。

再例如，"咳而脉浮者，厚朴麻黄汤主之"。这里并没有说脉浮数。慢性支气管炎急性发作，直接就上厚朴麻黄汤，不需要见到热象才用石膏。慢性支气管炎患者在急性发作期，或者只要他感冒了，就可以用厚朴麻黄汤，里面的石膏不用去，因为随后几天就会继发细菌感染。这是姜春华先生讲的超前截断，他提出的这个超前截断的学说是有道理的。咳而脉浮者，讲的是慢性支气管炎急性发作；咳而脉沉者，讲的是肺癌。《伤寒论》还做了比较，让大家不要把肺癌当成支气管炎治，这两条讲得很清楚，一个在前，一个在后，就是怕你把肺癌当成支气管炎治。

急性支气管炎用厚朴麻黄汤有几个作用：第一，解痉，解除支气管痉挛，厚朴和小麦都是解除支气管痉挛的药物。第二，拮抗气道高反应性。气道高反应性其本质规律西医认为是交感神经活性不够，迷走神经活性增加。交感神经活性不够会导致气道高反应性。打个比方，两个人要抢一个女朋友，要决斗了，决斗之前交感神经活性增加，同时支气管扩张，因为需要吸入更多的氧气去打架。也就是说交感神经活性增加时支气管是扩张的。我们知道肾上腺素有几个作用：①扩张支气管，过去还用它来治疗哮喘持续状态。②用了肾上腺素容易口干，它抑制腺体的分泌。③肾上腺素还有免疫抑制作用。慢性支气管炎的一个基本的特点就是气道高反应性。其实它在缓解期也有支气管的炎症，缓解期持续的轻微的支气管炎症，加上支气管受外部环境刺激容易发炎和收缩，这叫作气道高反应性。出现气道高反应性最本质的病理改变就是迷走神经活性增加，交感神经活性不够。这就是中医使用麻黄的一个根本原因。针灸一样可以通过刺激肺俞穴来提高交感神经张力，促进递质的释放。现在是把这个递质熬在汤里喝下去。针灸是用针去刺激神经，让神经去释放更多的递质来缓解气道的高反应性。针药同理，针灸的好多道理和用药是相通的。第三，抑制炎症反应，石膏、细辛、五味子，这些药都抑制炎症反应。因为有白色泡沫痰，痰液清稀，抑制腺体分泌的代表药是半夏、干姜。第四，用杏仁止咳。

急性支气管炎有白色泡沫痰还咳嗽，姜辛味夏杏这五个药抑制腺体分泌并止咳，这是中医最经典、最具代表性的一个配伍。然后加一个扩张支气管的厚朴。比如"喘家作，桂枝加厚朴杏子佳"，厚朴扩张支气管。小麦有解痉的作用。然后加一个提高交感活性，抑制气道高反应性的麻黄。这个病容易发炎，也就是继发感染，再加个石膏，这就是厚朴麻黄汤。不需要去背方歌，你需要的是理解它的配伍。

对于气道高反应性导致支气管的慢性炎症，西医认为是交感活性不够，迷走神经张力增加，用中药的麻黄。西医不用肾上腺素治疗，因为肾上腺素的副作用很大。西医虽然把机制说得很清楚，但是它没有有效的手段。中医会治，就是搞不清楚为什么有效。一个善于动口，一个善于动手。中医吸收西医的优点，看待疾病会变得很透彻，大家把西医《内科学》的慢阻肺气道高反应性那一段文字，再加上西医《药理学》肾上腺素、麻黄碱的文字看一看就明白了。西医虽然说得很明白，但是它没有中医那么多手段。中医就是糊里糊涂地治，因为不知道它的道理。结合了西医，你就知道它为什么有效，为什么无效。第一点，通过用麻黄来改善气道高反应性，进而抑制支气管的收缩和慢性炎症。第二点，继发的急性感染用石膏。那就是厚朴麻黄汤。它实际上比小青龙汤更好用。对慢性支气管炎急性发作，很多人使用小青龙汤，实际上厚朴麻黄汤比小青龙汤更好用。

小青龙加石膏汤的特点是"咳而上气，喘而烦躁，小青龙加石膏汤主之"。这个烦躁就是交感神经活性张力增加。交感神经活性张力增加为什么用小青龙汤加石膏？因为交感神经活性张力的增加有两个原因：第一，它继发细菌感染，交感活性增加。第二，麻黄碱本身是交感神经递质，加上石膏可以拮抗麻黄碱的副作用。

第八节　芍药法

一、芍药现代药理

1.解热

芍药具有解热作用，以桂枝汤为代表。桂枝汤治疗太阳病脉浮发热，也治时发热、自汗出，都用到了芍药。其中桂枝汤治疗自汗证，就有芍药的敛阴作用。

2.镇痛

比如桂枝芍药知母汤，它是中医治疼痛的代表方。芍药的有效成分是芍药苷，西医提取出来外用能缓解关节疼痛。桂枝汤也能治身疼痛，就是用芍药镇痛。

3.镇静

芍药有镇静作用，所以黄连阿胶汤用芍药，治心烦不寐，也就是治"少阴之为病，脉微细，但欲寐也"。中医讲芍药敛阴，入跷脉，能影响眼睛的开合。

4.抗惊厥

芍药可抗惊厥，典型的处方是用来治疗柔痉的栝蒌桂枝汤。

5.抗炎

芍药有抗炎作用，能抑制炎症应答，代表方如桂枝汤、排脓散。

6.抗过敏

芍药有抗过敏的作用，处方非常多，如桂枝汤有抗过敏作用，后世的过敏煎是抗过敏的专方。

7.抗菌

芍药有抗菌的作用，它有确定的抗菌谱。一是用来治疗肠道菌感染，如黄芩汤。二是可抗真菌。中医抗真菌既可以从少阳去治，用芍药，如黄芩汤；也可以从厥阴去治，如乌梅丸，具体根据患者的情况选择。

8.抗溃疡

芍药具有抗消化道溃疡的作用，比如小建中汤能治疗十二指肠溃疡。

9.解痉

芍药有强烈的解痉作用，第一，能缓解平滑肌的痉挛，因为它入跷脉，比如治疗腿抽筋。第二，能缓解脏器平滑肌的痉挛，比如治疗胆道和胰腺疾病，具有疏肝利胆的作用。芍药的解痉作用可以促进胆汁、胰液的排泄，治疗慢性胆囊炎、胆结石、急性胰腺炎。用芍药治疗这些疾病时，需要用大剂量的芍药，我的经验是需用到50~60克，能强烈地疏肝利胆，促进胆结石的排泄，对于小于1厘米的胆结石，效果还是比较明显。

10.保肝

芍药的保肝作用主要体现在四逆散、化肝煎等方剂中。中医的肝还包括情绪调节，所以芍药保肝还体现在它具有镇静作用，能缓解情绪，比如电刺激老鼠导致的烦躁、易怒等，用芍药就能缓解。化肝煎就用芍药，能治疗肝阳暴涨、脾气火爆的人。

11.扩血管

芍药具有扩血管的作用，所以当归四逆汤能治疗脉细欲绝。

12.利尿

芍药具有利尿的作用，如真武汤、附子汤都含有芍药。

13.降血糖

芍药具有降血糖的作用。胆囊炎、胆结石是糖尿病常见的并发症，糖尿病合并胆囊炎、胆结石之后，用普通的降糖药不见效，有的用四逆散就有效，方中的芍药可降血糖。

14.抗血栓

芍药可作用于止血系统，能抑制血小板的聚集。很多活血的药是作用在凝血、抗凝与纤溶系统，不是作用在血小板，而芍药的一个特点是抑制血小板的功能。如果要抑制血小板的数量，用水蛭。所以，抑制血小板的功能可用芍药，抑制血小板数量最强的是水蛭。

15.抗肿瘤

芍药的抗肿瘤作用，第一个是针对肝癌。这方面的研究工作我们做了很多，我们对四物汤进行了拆方研究，发现它抗肿瘤的有效成分就是芍药，而且它对子宫癌和卵巢癌都有效，这出乎我们的意料。我们甚至还发现了大柴胡汤中用芍药抗胰腺癌的机制，主要是阻断了HER3通路。因为正常生长信号是HER2通路在开放，如果用特罗凯阻断HER2以后，HER3通路就开放，特罗凯就耐药了。而芍药恰恰是阻断HER3通路的一个药物，所以它能拮抗特罗凯的耐药，因为耐药是特罗凯治疗失败最重要的一个原因。这就把中医和西医的治疗完美地结合了起来。

16.免疫调节

芍药具有免疫调节作用，主要体现在它可以诱导免疫耐受。

17.敛阴

关于芍药的敛阴作用，前面已经讲了，不再重复。

18.通腑

芍药还有通腑的作用。

如果加上芍药的敛阴作用和通腑作用，一共是十八个作用。

二、芍药使用禁忌

桂枝去芍药汤治疗"脉促胸满"。这就有一个问题，什么情况下去芍药？

第一，亡阳不用芍药。桂枝去芍药加蜀漆龙牡救逆汤治"亡阳，必惊狂"。太阳病误汗亡阳、心阳虚的，都不用芍药，类似处方还有桂枝甘草龙骨牡蛎汤或桂枝甘草汤。

第二，胸满不用芍药，腹满也不用芍药，注意都是实满。比如桂枝去芍药汤治疗"脉促胸满"。还有桂枝去芍药加麻黄细辛附子汤治疗"气分……腹满"。《金匮要略》讲了饮证的疾病有在气分的，气分的特点是"腹满"，伴有"身痛、遗尿、脉迟涩"。身痛，用细辛；遗尿，用麻黄，我们在麻黄法讲过麻黄能兴奋交感神经、治遗尿；脉迟，用附子增加心率；腹满，去芍药。这就是桂枝去芍药加麻黄细辛附子汤，附子治脉迟，麻黄治遗尿，细辛治身痛，腹满去芍药。

厚朴七物汤是桂枝去芍药汤加厚朴、枳实、大黄。它与桂枝去芍药加麻黄细辛附子汤的区别是：一个是桂枝去芍药汤加麻黄、附子、细辛，一个是桂枝去芍药汤加枳实、厚朴、大黄。厚朴七物汤证的临床表现是"腹满能食，发热，脉浮数"，这里有"腹满"。"能食"是因为在阳明，阳明热证能食。厚朴七物汤方中的桂枝汤治疗发热，"脉浮数"也是因为有发热，桂枝汤证本是脉浮缓，但由于有化热、有阳明腑实，所以脉可以数；因为阳明有热、能食，但是见腹满，所以桂枝汤要去芍药。

桂枝去芍药加附子汤治"脉促、胸满、恶寒"，这里就有"胸满"。

再比如桂枝去芍药加皂荚汤治肺痿。我们知道皂荚能化痰，肺痿的特点是"胸满、不能平卧"，患者不仅是咳吐清痰，还有胸满不能平卧的表现。

再比如炙甘草汤，也是在桂枝去芍药汤的基础上加减而来的。它的特点是治疗"汗出胸闷……脉结代"。胸闷，不用芍药。

总的来说，第一，亡阳不用芍药。因为芍药是敛阴的药，由于亡阳发生的惊狂、心悸，都不用芍药，代表方是桂枝去芍药加蜀漆牡蛎龙骨救逆汤、桂枝甘草龙骨牡蛎汤、桂枝甘草汤等。第二，胸满、腹满不用芍药。所以"脉促、胸满"用桂枝去芍药汤；伴恶寒的再加附子；"腹满能食、发热、脉浮数"的用厚朴七物汤，就是桂枝去芍药汤加枳实、厚朴、大黄；如果是"腹满、身痛、遗尿、脉迟"的用桂枝去芍药加麻黄细辛附子汤。厚朴七物汤和桂枝去芍药加麻黄细辛附子汤的区别是：一个脉数，一个脉迟；一个有表寒，一个有里热、有阳明腑实。如果是肺痿，"咳喘……不能平卧"，用桂枝去芍药加皂荚汤；如果是心律失常，"汗出、胸闷"，用炙甘草汤。

三、芍药常用配伍（彩图3）

1.桂枝配芍药

（1）桂枝汤、芍药甘草附子汤：芍药法在《伤寒论》里的基本配伍有几种。第一个配伍是桂枝配芍药。桂枝配芍药最典型的作用是和营卫，代表方是桂枝汤。前面芍药的使用禁忌已经讲过桂枝汤什么时候要去芍药。

桂枝配芍药和营卫还有一个化裁，叫作芍药甘草附子汤。芍药甘草附子汤治"发汗，病不解，反恶寒者"，即发汗后表证还在，但是发汗伤了阳，用芍药甘草附子汤温阳和营。芍药甘草附子汤和麻黄附子甘草汤很相像，二者的区别是：一个用麻黄，一个用芍药。麻黄附子甘草汤是"微发汗"，用了它之后要让患者"微发汗"，之所以要微发汗，因为它是太少两感证。非麻黄汤证的人如果误用麻黄汤发汗后，通常会出现两个问题：一是发汗后漏汗的，用桂枝加附子汤；二是发汗以后表证不解，而且患者有畏寒、阳虚症状的，用芍药甘草附子汤。

芍药甘草附子汤能解表。"阳加于阴谓之汗"，桂枝汤不外乎是桂枝配芍药、甘草，再加姜、枣健脾——我们说过桂枝汤证的人是脾虚的人；现在患者是肾虚的，就不用桂枝和姜、枣，用附子。由此可见，芍药甘草附子汤和桂枝汤很相似，"阳加于阴谓之汗"，脾虚外感用桂枝，桂枝配芍药、甘草；肾阳虚外感用附子，附子配芍药、甘草，二者是一样的，不外乎脾虚外感的再加姜枣和脾胃而已。

（2）桂枝加芍药汤与小建中汤：桂枝加芍药汤里的桂枝配芍药有几个作用。一是通腑。《伤寒论·辨太阴病脉证并治第十》讲腑气不通，大便难解，"腹满时痛者"用桂枝加芍药汤，如果是"大实痛者"，加大黄，就是在桂枝加芍药汤的基础上加大黄通腑，或者用麻仁丸。这是第一个作用，桂枝配芍药起通腑的作用。此时要重用芍药，芍药的剂量要大于桂枝。

二是和脾胃。小建中汤是在桂枝加芍药汤的基础上加饴糖、重用甘草。由小建中汤可化裁出黄芪建中汤、当归建中汤、归芪建中汤等。当归建中汤有止痛作用，详见当归配芍药部分。

三是敛阴。当归建中汤还有敛阴的作用。因为小建中汤证有"脉大、手足烦热"等阳气外浮的症状，这是小建中汤证、当归建中汤证的特点，所以重用芍药来敛阴。芍药的敛阴作用不仅体现在小建中汤、当归建中汤里，黄连阿胶汤中的芍药也是起敛阴的作用。少阴热化后阴虚火旺，所以需要用芍药敛阴。

黄连阿胶汤能养血，方里的阿胶能养血，治疗少阴热化的心阴虚证。实际上中医养血还有一个配伍就是当归配芍药，详见当归配芍药部分。

（3）小青龙汤：桂枝配芍药还有化饮的作用，如小青龙汤、桂枝去桂加苓术汤都能化饮。《伤寒论》中化饮有两个基本的配伍，一是桂枝配芍药，如《伤寒论·辨太阳病脉证并治中》讲的麻黄证夹饮，代表方是小青龙汤。二是附子配芍药，治疗伴有少阴肾阳虚的饮证，如真武汤和附子汤。

2.当归配芍药

当归建中汤能治疗妇人腹痛，或十二指肠球部溃疡导致的空腹痛、夜间痛，这都是在发挥芍药止痛的作用。当归配芍药具有止痛的作用。当归建中汤、当归芍药散和当归散都含有当归配芍药，都是利用当归配芍药来止痛。当归散治疗妇人腹痛，与当归芍药散的共同点是都有当归、川芎、芍药、白术，不同的是当归芍药散用茯苓、泽泻，当归散用黄芩。两方的用药有区别，因为当归散的腹痛是先兆流产引起的疼痛，所以用黄芩来清少阳；而当归芍药散治疗的是产后腹痛，所以一个用茯苓、泽泻，一个用黄芩。

当归配芍药有两个特点，一个是养血，如芎归胶艾汤、温经汤，都是当归配芍药养血；另一个是止痛，代表方是当归芍药散等。

3.芍药配枳实

还有一个治疗疼痛的配伍——枳实配芍药，比如枳实芍药散，也是治疗妇科的疼痛。另一个处方是排脓散，方里的桔梗有排脓的作用。

4.芍药配甘草

芍药还有个基本的作用是缓急，例如芍药甘草汤治疗发汗以后手脚拘急；另一个缓急的方是当归四逆汤，治疗脉细欲绝，脉细是因为血管受寒收缩，所以用芍药缓急。当然，血管之所以受寒后脉细欲绝，首先是因为有血虚，所以方里重用大枣养血。

5.芍药配黄芩/柴胡

芍药配黄芩或芍药配柴胡也是基本的配伍，可以泻肝胆。芍药配黄芩，比如黄芩汤，它是少阳在腑的方；芍药配柴胡，比如四逆散，它是少阳在经的方。这两个配伍都可以泻肝。同时用到这两个配伍的就是大柴胡汤，大柴胡汤里的芍药既配柴胡又配黄芩。

第九节　湿热病常用中药

一、湿热病药物种属分类

1.禾本科药物

禾本科主要的四味药是薏苡仁、竹叶、芦根、白茅根，其他还有谷芽、麦芽、糯稻根。

禾本科植物的特点：第一，薏苡仁、竹叶、芦根、白茅根这几味药含薏苡仁素，可以抗病毒，可以出表。其中最常用的配伍是薏苡仁配竹叶、芦根配白茅根，这两个都是套路。第二，禾本科植物都能促进长舌苔。如枇杷养胃饮、五叶芦根汤，记不住这两个方，那就记住薏苡仁配竹叶、芦根配白茅根，再加能长苔的谷芽、麦芽，这就是核心。所以参苓白术散用薏苡仁有其必然的道理。禾即庄稼，就能用来长苔，治疗舌苔上有裂纹等情况。芦根含天门冬酰胺，这是天冬养阴的一个主要成分，所以它既能利尿，还能养阴，如三鲜饮里含芦根、糯稻根、生地。芦根这个药很特殊，它既含薏苡仁素，具有薏苡仁的抗病毒、除湿利尿的作用，又含有天门冬酰胺，又具有天冬的养阴作用，它还能止呕。所以芦根这味药是攻还是补？连一味药都说不清楚攻补，更何况是一个方。因此芦根在温病中经常有些特殊的使用，剂量不能太小，常用30克以上。芦根的缺点是不能久煎。

2.姜科药物

姜科药物的主要成分是挥发油。这些挥发油决定了姜科药物理气、温中、燥湿的作用。解表用生姜；温中用干姜；既温中又理气用高良姜。莪术、郁金、姜黄都具有理气、活血、开窍、开胃的作用，如菖蒲郁金汤用来开胃、开窍。又如《温病条辨》载："湿热受自口鼻，由募原直走中道，不饥不食，机窍不灵，三香汤主之。"三香汤里面也有郁金。姜黄可以开胃，印度人在饭里加咖喱（原料包括姜黄），就有开胃、开窍的作用，跟四川人吃辣椒是一样的道理。

姜科药物还有砂仁、白蔻、肉蔻、草果、益智仁，这些都是燥湿开胃的药，起作用的都是它们的挥发油。不一样的是生姜走表，干姜温中，高良姜理气、能走肝经。莪术、姜黄、郁金能理气，还能活血，还能开窍，比如菖蒲郁汤有开窍的作用。砂仁补肾，偏重于治疗内伤；蔻仁走表，偏重于治疗外感，如果要纯走表，蔻仁还可以用壳；如果砂仁要纯走里，可以去壳，只用仁。临床用草果也比较多，比如达原饮；比如薛生白的扶阳除湿汤用益智仁，益智仁也能温肾，因为湿热病传入少阴容易伤阳。

3.南星科药物

南星科药物的特点是化痰、抗肿瘤，因为肿瘤和痰有关系。姜科药物的作用是燥湿，南星科药物的作用是化痰。常用的南星科药物有半夏、南星、白附子、蛇六谷、石菖蒲。治疗温病最常用的是菖蒲、半夏，治疗外感之痰。南星、白附子、蛇六谷在肿瘤科常用，治疗内伤之痰。中药的有效成分含量低，临床上为了提高药物的有效成分的含量和作用，将含有相同成分的药物配伍起来，使之发生协同作用，效果就会增强。比如薏苡仁和竹叶都含有薏苡仁内酯，又比如芍药和丹皮，还有半夏和南星，复方三生饮中生半夏配生南星，导痰汤和涤痰汤中制半夏配制南星，这些配伍在一起使用，效果会增强。

4.菊科药物

菊科药物的特点是疏肝、清肝、暖肝，其实就是因为这些药物走肝经。木香既走胃肠又走肝经，它能利胆，比如木金丸里木香配郁金，两味药都走肝经。苍术走肝经，它含维生素A，能治疗夜盲症，能养肝。白术也走肝经，它升高白蛋白水平。而全身器官里唯一能合成白蛋白的就是肝脏。所以菊科的药物都有一个特点——走肝经。

5.芸香科药物

芸香科药物含有挥发油，其特点是理气。芸香科都含有挥发油，味道都比较冲。吴茱萸味道非常不好，青皮、陈皮味道都比较冲。香橼、佛手、吴茱萸、花椒都走肝经，都含挥发油。青皮、陈皮合用的方有很多，比如化肝煎、清暑益气汤、来复丹（硝石、硫黄、太阴玄金石、五灵脂、青皮、陈皮）。

6.伞形科药物

伞形科药物的特点有区别。伞形科的当归、川芎活血，前胡、柴胡理气，藁本、独活、羌活、白芷、防风都能疏风胜湿。伞形科的很多药物都走表，可以治疗风湿类疾病，当然不一定都是风湿类疾病，有治风的、有治湿的，能够疏风胜湿，这些药物都归在伞形科。这九味药合在一起，取个名字就是一个验方，比如可以叫九味藁本丸。中医的思路就是这么简单。不过九味羌活丸还是更高明一点，思考问题更全面一点，用了黄芩、细辛、生地。实际上把这些药放到一起，也可以起个名，比如叫九味川芎丸，川芎30克配上其他药，治疗一般风湿痛都有效，而且还标本兼治。所以中医的方剂关键是要明白背后的机制。如果我告诉大家这九个药是某某国医大师的验方，大家也会相信，因为你用了有效。中药的有效成分含量低，常要几个药配在一起用，形成一个方，它背后就是这一点规律。

7.总结

总之，治疗湿热病的药大体上离不开这些药物范畴。大家可以在这里面每一组都选一个药：禾本科的薏苡仁、竹叶任选一个；选一个姜科的生姜；郁金可以选、可以不选；选一个南星科的半夏；选一个菊科的苍术，或者茵陈；选一个芸香科的陈皮；选一个伞形科的柴胡或羌活。这些药合起来，就是一个方。薏苡仁、淡竹叶任选一个，生姜、白豆蔻任选一个，然后再来一个半夏，这就是半夏泻心汤的架子，可以再加苍术除湿，要走少阳加茵陈，加陈皮配半夏，这就可以了，它就是一个温病的方。风可胜湿，还可以加藁本，这个方就是一个治疗温病的方。不管治疗温病的方如何变化，还是在这里面东拼西凑。这里少了一组清热的药，因为我在这里主要是给大家讲如何除湿、化痰，如果加点清热的药进去，那就是治疗湿热病的方。无论它的名字叫什么，无论药物如何加减变化，都是这个套路。大家明白了这些规律，自己可以造方，无非就是这些药物的排列组合。比如，好多人喜欢用张锡纯的二根汤，其实禾本科本来就是这两个药连在一起用的，我还可以发明一个薏苡竹叶汤，去掉薏苡竹叶散的白豆蔻，就用薏苡仁配竹叶，也是可以的。不过有白豆蔻，患者吃了会舒服一点儿，否则太凉了，毕竟它是一个芳化除湿的方。

二、疱疹病毒

疱疹病毒是一个球形的二十面立体的对称衣壳，就是一个蛋白质，里面包着它的DNA。除EB病毒外的疱疹病毒都能在人类的二倍体细胞内复制，在细胞核内产生嗜酸性包涵体，然后病毒通过细胞与细胞之间的细胞间桥进行相互传播。疱疹病毒的一个特点是容易潜伏，潜伏以后又会转化为增殖期的感染。某些时候，某些疱疹病毒的基因还可以整合到人的基因里面，形成癌基因。换言之，疱疹病毒可以致癌。潜伏、增殖感染、整合，这是疱疹病毒的三个特征，某些可以整合的疱疹病毒能致癌。

疱疹病毒分为三类。一类是 α 疱疹病毒，一类是 β 疱疹病毒，一类是 γ 疱疹病毒。α 疱疹病毒包括单纯性疱疹病毒（HSV）和水痘-带状疱疹病毒，是溶细胞性感染的病毒。它的特点是感染以后能直接破坏细胞，常潜伏在感觉神经节里。它沿着感觉神经节活动，引起整个神经支配的区域发生疾病。

β 疱疹病毒包括巨细胞病毒（CMV）和人疱疹病毒6型（HHV-6）、7型（HHV-7）。这种疱疹病毒主要在淋巴细胞内潜伏感染，也可以潜伏在分泌腺（如唾液腺）、肾脏和其他组织里。

γ 疱疹病毒包括EB病毒（EBV）和人疱疹病毒8型（HHV-8）。它主要感染B淋巴细胞并长期潜伏，大多不引起溶细胞性病变。

这三类疱疹病毒可以引起很多的疾病。

1.单纯疱疹病毒HSV（Herpes Simplex Virus，HSV）

单纯疱疹病毒HSV分为HSV-1和HSV-2型。人是唯一宿主。主要是通过直接接触和性接触传播，还有一个是母婴之间的传播——母亲生殖道的疱疹在分娩时传播给孩子。感染类型有两种，一个是急性期感染，引起感染部位的疱疹；二是潜伏感染和复活感染。HSV-1常常潜伏在感觉神经节——三叉神经节、颈上神经节和迷走神经节，偶尔潜伏在S2~S3背侧感觉神经根；HSV-2潜伏在骶神经节，一旦受到刺激后，它可以复活，导致局部疱疹的复发。一般常见的就是受到寒冷的刺激，所以很多人在夏天吹了空调以后发生疱疹。包括有的人在寒冷刺激以后会在耳后发生疱疹病毒的活化，出现面神经麻痹（面瘫）。

有的单纯疱疹病毒感染后没有症状，有的有症状，常见的症状有以下几方面。

第一，口咽部疱疹。多见于HSV-1感染，常发生于儿童。初发感染主要在口腔、咽喉，表现为发热、咽喉痛、口腔黏膜疱疹和溃疡。复发感染之后也可以在口唇皮肤与黏膜交界处形成单纯疱疹，常常复发于口唇周围。这种情况很多见，一上火嘴巴就烂了，口唇周围长出水疱。它初发多在小孩，看着就是一个少阳病，表现为口腔溃疡、咽喉疼痛。中医一般把它当成一个温病，用小柴胡汤加金银花、连翘治疗。病毒潜伏下来后，当疲劳或者上火（比如吃顿火锅）就长水疱，它主要长在口唇周围。口咽部疱疹多是由于疱疹病毒HSV-1感染引起。

我们之所以要讲病原，是由于由同一族病毒引起的所有疾病都是一个治疗方法。不论它是什么表现、如何转归，只要它核心病机不变，所有的病用一个方法治疗都有效。

第二，生殖器疱疹。疱疹病毒HSV-2可以引起生殖器疱疹，这是个性病。它的特点是在生殖器形成斑疹或丘疹，进而形成水疱、脓疱、溃疡，可伴有发热和淋巴结肿大等临床表现，病程约3周。男性容易见到，长在阴茎上。女性就在阴道等部位形成生殖器疱疹。它易复发，但症状比较轻，甚至无临床表现，它是一个很常见的性传播疾病。

第三，单纯疱疹病毒还可以引起宫颈癌。宫颈癌主要是由HSV-2和HPV的高危型比如以HPV-16为代表引起。所以我们治疗子宫颈癌和我们治疗其他疾病的处方很相似。有很多种肿瘤不容易治疗，疗效也不好。也有好多种肿瘤比较好治，一用药就有效，比如有的宫颈癌就容易治疗，我们用中药治愈过很多例。宫颈癌就是一个典型的由疱疹病毒感染引起的癌症，它对中药就很敏感，因为找到了针对疾病的最核心的东西。疱疹病毒的衣壳包着DNA，衣壳上的包膜蛋白能刺激宫颈上皮细胞的活化、转化、增生、癌变。我们就专门针对这个蛋白去打击它，就可以治疗宫颈癌。其实针对这个蛋白去打击它，对于疱疹病毒引起的其他疾病也同样有效。然后大家再去看我们治疗宫颈癌的处方，就会看得很明白了。

第四，疱疹性角膜、结膜炎。HSV-1和HSV-2都可以引起疱疹性角膜、结膜炎，以HSV-1为多见。病毒导致角膜和结膜形成溃疡，影响视力，甚至可以致盲。"肝开窍于目"，大家知道对于眼部的疾病，可以用侯氏黑散。但是单用侯氏黑散对这个病效果不好，要想侯氏黑散效果好，加上薏苡仁100克、淡竹叶30克即可，就是这么一个诀窍。对于这个病，用菊花、石斛、地黄等明目的药物是无效的，它们只是针对症状而已。苍术治疗维生素A缺乏引起的夜盲症，对疱疹性角膜、结膜炎也没有用。驻景丸等方剂都治疗不了这个疾病。你奔着疱疹病毒去治疗，才能把这个病治好。否则按照传统中医来辨证论治，诊断为视物昏花，用补肾或除湿等办法都无效。

第五，皮肤感染和疱疹性甲沟炎。HSV-1可以引起疱疹性湿疹和疱疹性甲沟炎，不论是哪个病，只要确定是HSV感染，用薏苡竹叶汤就有效。当然不一定只用薏苡竹叶汤，薏苡竹叶汤之所以有效，就是因为有薏苡仁和竹叶两个药。其他的再根据具体情况和发病部位加减即可，发生在哪个部位就加针对哪个部位的药物。甲沟炎一般是由于细菌感染引起的，但是疱疹病毒也可以引起甲沟炎。湿疹一般是由于过敏引起，但是疱疹病毒也可以引起湿疹。对于疱疹病毒引起的这种湿疹，抗过敏治疗解决不了根本问题。总之，核心就两个药物——薏苡仁和淡竹叶，发生在哪个部位，就用哪个部位的处方，加上这两个药，就能解决问题。

第六，免疫功能缺陷性HSV-1感染。病变可扩散到呼吸道、消化道、肠黏膜等，病情较为严重，但是很少见。所谓免疫功能缺陷，比如艾滋病，比如免疫功能严重低下的人，比如晚期癌症。如果晚期癌症的患者出现大面积的疱疹，这是丧钟，这说明他的免疫系统出现严重的免疫缺陷，这是免疫系统崩溃了。这个人的生存期一般不长，较为晚期的癌症患者一般以三个月来判断他的寿命。中医讲大概一百天左右，有的患者长一点，有的患者短一点，也有最后又活过来的。但是总的来讲，这种患者免疫功能被严重抑制，预后不好，这种人出现疱疹是很负面的一个预后指征。

单纯疱疹病毒引起很多疾病。一是引起口咽部疱疹，咽部疱疹在儿科多见，医生一般当感冒治。口部疱疹很常见，它是口唇周围的单纯疱疹。第二是生殖器疱疹，这是性病。第三是疱疹性角膜炎。第四是疱疹性湿疹。第五是疱疹性甲沟炎。第六是宫颈癌。这些都和单纯性疱疹病毒有关系。整个疱疹病毒感染都是一个治疗方法。

2.水痘-带状疱疹病毒（Varicella-Zoster Virus，VZV）

第二个疱疹病毒是水痘-带状疱疹病毒。先看一下单纯性疱疹和带状疱疹的区别。单纯性疱疹发生在口唇周围，而带状疱疹像一个带子，它的皮损面积比较大。之所以叫水痘-带状疱疹病毒，因为它初次感染就是引起水痘，多见于小孩，而在成人复发后就是带状疱疹。这种病毒好发于冬春季节，它不仅可以通过接触传播，还可以通过呼吸道传播。所以，发生了水痘的小朋友不要和其他小朋友接触。因为这种病毒通过呼吸道就可以传播。

水痘退了以后，病毒就可以潜伏在脊髓的后神经节。所谓"可以潜伏"并不是说它就一定会潜伏于脊髓的后神经节。因为很多水痘是自然痊愈的，并没有经过很标准的一个抗病毒的治疗，水痘出完后就好了。学了湿热病之后，大家就会知道，同样是两个水痘患者，你治得好和另一个医生治得好是不一样的，因为你治好的患者以后不会得带状疱疹，而另一个医生治好的患者以后会得带状疱疹。单纯去处理它的症状，这种治疗不够彻底。病毒潜伏在脊髓神经根，这种人后来会得带状疱疹。成人以后免疫功能低下时就发作了。得癌症的人更容易发作，得艾滋病的人更不用说。正常人由于疲劳等原因都会发作。

水痘-带状疱疹病毒的原发感染就是水痘，继发感染就是发生带状疱疹。一般的水痘比较好处理，有些严重的水痘会伴发肺炎、脑炎，多见于儿童，成年人也有。但是成年人如果出水痘就危险了，以前成年人出水痘是九死一生。虽然现在科学发达了，如果一个成年人发生水痘来找你看病，一定要引起重视。儿童出水痘，严重的也会引起脑炎、肺炎，最后导致死亡，但是少见。而成年人出水痘，病情重得多，高热是因为成年人正邪相争很激烈，越是壮年出水痘越危险。相反，成年人出现带状疱疹不用怕，没有危险。

3.EB病毒（Epstein-Barr Virus，EBV）

第三个疱疹病毒是EB病毒。EB病毒也是疱疹病毒，只不过不同的疱疹病毒侵蚀的组织细胞不一样。它也可以引起多种疾病。

一是传染性单核细胞增多症。传染性单核细胞增多症多见于青壮年，就是在少阳年龄段。它的典型表现有发热、咽炎、颈部淋巴结肿大、一身疼痛，还可以导致肝脾肿大、肝功能异常。注意这些症状：发热，下午加重，伴一身疼痛，这是麻杏薏甘汤证；EB病毒可以导致颈部淋巴结肿大，这是肥儿散证；EB病毒可以引起肝脾肿大，可以传少阳经，肥儿散证就是入少阳之络了，肥儿散用了蜈蚣，带状疱疹也可以用蜈蚣，也有助于缓解疼痛，二者的治疗是一个思路。

二是它可以引起Burkitt淋巴瘤和EBV相关性淋巴瘤，简言之就是它可以引起淋巴瘤。之所以引起淋巴瘤，是由于病毒感染了淋巴组织，而且，前面说过，一些疱疹病毒的DNA可以整合到人类宿主的DNA中，引起肿瘤。

三是它会引起鼻咽癌，广东就是鼻咽癌的高发区。

四是它会引起胃炎和胃癌。它引起的这种胃炎要用柴胡达原饮加薏苡仁、淡竹叶。如果是以缓解消化道症状为主，达原饮不加柴胡，加藿香、佩兰、薏苡仁、淡竹叶。二者是同一个道理，不过是从不同角度去加减。比如吴鞠通将半夏泻心汤去了参、姜、枣、草加枳实、生姜就叫一个方；去了姜、草加枳实、杏仁又叫一个方。因为所用药物的不同，就取了不同的方名。不过变化后的处方侧重有所不同。达原饮加藿香、佩兰的方更侧重于改善消化系统的功能，而加了柴胡的方更多地考虑到伏邪的特征。两张方子可以交替着使用，如果患者腹胀、不吃东西，先加菖蒲、郁金、藿香、佩兰改善消化道症状。大家注意，达原饮加薏苡仁、淡竹叶是必须的，不能变；等消化道症状改善了，可换加柴胡，但是达原饮加薏苡仁、淡竹叶不能动，其他药根据情况变化就行了。

如果一个淋巴瘤，或鼻咽癌，或胃癌，表现为与EB病毒感染有关，处理方法就是用大剂量的薏苡仁、淡竹叶去治疗，包括这样的宫颈癌也是使用这个治法。

对于绝大多数的肿瘤，用健脾补气的方法难以收到明显的效果，最多是使患者的食欲、精神状态改善，比如使用六君子汤之后，患者会觉得食欲、体力、精力有所改善，但是不能控制肿瘤。有两种肿瘤用健脾补气药有些效果，一是肌肉瘤，二是胃癌，这两种肿瘤用了健脾补气药后能起到控制肿瘤的效果。不过，如果一个胃癌患者查到EB病毒是阳性，用六君子汤就无效，最起码要考虑到参苓白术散，再加薏苡仁、淡竹叶，还有柴胡、黄芩。因为"见肝之病，知肝传脾，当先实脾"，它和伏邪有关，要从少阳去治。吴门验方有个专门治疗胃癌的处方——滋生流气饮，但是对于这种EB病毒感染效果不好。不过，也有简单办法，这个方加大剂量的薏苡仁进去，又会有些效果。

EB病毒感染表现为增殖性感染和非增殖性感染。增殖性感染就是EB病毒在释放，释放到B细胞之后再进行复制，破坏宿主细胞。而非增殖性感染有两种，一是指在感染B细胞以后不发生转录和复制，而是在那里休眠，叫作潜伏感染。二是恶性转化，指EB病毒感染之后，它的DNA跟人体的染色体发生作用，可以切割、整合到人染色体上，使人染色体发生异常改变。此外，病毒衣壳的蛋白能刺激细胞的生长、增殖、转化，最后变成癌症，EB病毒感染可以变成胃癌、鼻咽癌和淋巴瘤。所以，肥儿散证的儿童容易得肿瘤。它抑制免疫系统，很多小孩本来身体好好的，经过一次"感冒"以后就出现消瘦、纳差、多汗等症状，体质变弱了，实际上很多就是EB病毒感染。开始就像一个感冒，表现为下午发热明显、一身疼痛，医生可能用荆防败毒散治疗，几天后热退了，就觉得已经病愈了。但是患者颈部淋巴结长大了，颈部淋巴结增大需要用手去做触诊。肥儿散治的就是这种类型。

关于EB病毒的诊断，一是病毒的分离培养，二是查病毒的抗原及核酸检测，三是查病毒的抗体，比如特异性抗体VCA-IgA抗体或EA-IgA抗体的检测，这涉及西医的问题。这个不是用来诊断鼻咽癌的，临床上很少通过查EB病毒的VCA-IgA抗体或EA-IgA抗体来诊断鼻咽癌，而主要是看鼻咽癌的患者有没有EB病毒的感染，这个是特异性抗体的检测。还有一个非特异性抗体，叫嗜异性抗体，主要作为传染性单核细胞增多症的辅助诊断。大家只要知道可以查EB病毒的抗体就可以了。

如何确定EB病毒有没有发生复制？做个病毒抗原及核酸检测。病毒培养很少有人做，病毒抗原及核酸检测相对做得多些。

4.人巨细胞病毒（Cytomegaio Virus，CMV）

第四个疱疹病毒是人巨细胞病毒，它能引起巨细胞包涵体病，此病多见于两岁以下的婴儿。多数感染后没有症状，部分感染后出现症状。关于感染类型，一是先天性感染，在胎儿还没有生下来时，母体就通过胎盘传染给胎儿。生下来之后患儿可以发生黄疸、肝脾肿大、血小板减少性紫癜、溶血性贫血、脉络膜视网膜炎和肝炎等。这些病其实都是需要用大剂量的薏苡仁、淡竹叶来治疗。如果有黄疸，要加退黄的药，甘露消毒丹也可以加薏苡仁、淡竹叶。甘露消毒丹是对证的，而薏苡仁、淡竹叶是对病的。这个病一般难以见到，因为它多见于婴儿，是新生儿科的疾病。普通的诊所如果不是从事儿科，很难碰到。二是围生期感染，顺产的时候病毒通过产道（阴道）传染给胎儿。三是新生儿后感染，胎儿刚生下来一个月左右在医院里就可以感染这个疾病。这个病毒也可以致癌。

感染人巨细胞病毒有很多种表现。第一个表现就是肝脏疾病，发生巨细胞性肝炎，出现黄疸、肝脾肿大等。第二个是出血，出现血小板减少性紫癜。第三个是脉络膜视网膜炎，这个非常常见。如果小孩儿感染得更早、更严重，会引起死亡。儿童感染容易引起智力低下、神经肌肉运动障碍、耳聋和脉络膜视网膜炎。耳聋、脉络膜视网膜炎其实就是个少阳病，"少阳之为病，口苦、咽干、目眩也""少阳病，两耳无所闻"，包括肝脏疾病，这些都是少阳病。少阳夹湿的一个代表方就是甘露消毒丹，但是单用甘露消毒丹不行，需加大剂量的薏苡仁和淡竹叶，当然小孩用的剂量要比成人用的剂量小。

5.其他疱疹病毒

还有其他疱疹病毒，比如人疱疹病毒6型（HHV-6）、7型（HHV-7）。HHV-6有HHV-6A和HHV-6B两种，主要是HHV-6A。其实，如果大家不从事微生物学、传染病学的话，关于具体是哪型的疱疹病毒并不需要特别在意，只要知道哪些疾病是疱疹病毒感染引起的就可以了。

HHV-6和HHV-7感染可以引起幼儿丘疹或婴儿玫瑰疹，表现为急性发病，先有高热和上呼吸道感染的症状，退热后颈部和躯干出现淡红色斑丘疹。个别感染可导致中枢神经系统症状，包括癫痫、脑膜炎和大脑炎等。这种情况比较少见，大部分不会出现中枢神经系统症状。这个疾病大部分小孩都得过，它的另一个名字叫婴幼儿急疹，小儿发热几天后，热退、出疹，就是这个病。只是一般很少会遇到疱疹病毒感染中枢神经系统，导致患者抽搐、脑炎，脑炎在老百姓那里叫作"烧傻了"，实际上不是发热热傻了，而是病毒感染到中枢神经系统了。大部分的婴幼儿急疹不会引起中枢神经系统的问题。

还有一个病很常见，就是器官移植受者的HHV-6感染。但是大家一般见不到这个病，因为器官移植的人不会来看中医，不过有器官移植的人容易感染这个病毒。此外，自身免疫病、淋巴增殖性疾病和免疫缺陷患者均是HHV-6的易感宿主。免疫缺陷病比如说艾滋病，自身免疫疾病有很多，淋巴系统增殖性疾病是个较为生僻的西医词汇，比如恶性淋巴瘤这类疾病，它们就容易合并HHV-6的感染。

HHV-6一般是感染婴儿，正常情况下成人不感染它。如果感染了它，成人可能就是一个器官移植的人，之所以器官移植的人容易感染它，是由于他使用了免疫抑制剂，器官移植的时候要用免疫抑制剂。此外还有艾滋病、淋巴系统肿瘤和自身免疫病的患者，这些人的免疫系统都有问题。成人正常情况下不发此病，发病的一般都在两岁以下，叫婴幼儿急疹。它的特点是发烧数天以后，热退疹现，这个病可以发高烧，能烧到39~40℃。如果小孩儿发烧几天不退，就比较麻烦，因为它容易感染中枢神经系统。一般的小孩儿发烧3天左右以后，烧就开始退了，退了以后起一身疹子。如果持续发烧不退，还是很危险的，其实他发烧那两三天，只要体温不是特别高，没有危险。如果烧到40℃还是有危险的，要处理他的高烧。

关于它的相关诊断，可以去做细胞培养，也可以去检测它的核酸。而脑膜炎很难诊断，需要做脑脊液的检查。婴幼儿急疹又称幼儿急疹，又称幼儿玫瑰疹，它就是疱疹病毒6引起的，有时候还有疱疹病毒7，它的特点是发热3~5天，一般来讲3天左右，之后就开始退烧。如果患者发热一周就比较麻烦了，容易出问题。一般就是3~4天后体温就开始退，退了以后，疹子就出来，疹子出来这个病就好了。

其他疱疹病毒中还有疱疹病毒8型，有两种人容易感染，一种是艾滋病患者，一种是同性恋，包括男同性恋或女同性恋。疱疹病毒8型会引起卡波济肉瘤、血管淋巴细胞增生性疾病，还有一些皮肤损害。这个少见，不再赘述。

我为大家总结一下各种疱疹病毒所引起的疾病。第一，单纯疱疹病毒。它可以引起口咽部疱疹，尤其是口周的疱疹；可以引起男女生殖器的疱疹，这是个性病；可以引起角膜的疱疹，叫疱疹性角膜炎，这个病较为常见；可以引起疱疹性湿疹和疱疹性甲沟炎；还可以引起宫颈癌。第二，水痘-带状疱疹病毒。可以引起水痘，引起带状疱疹。第三，EB病毒。可以引起传染性单核细胞增多症、淋巴瘤、鼻咽癌、胃炎、胃癌。第四，人巨细胞病毒。引起巨细胞病毒病，主要发生在新生儿。第五，其他疱疹病毒。引起婴幼儿急疹。此外，还会引起严重免疫缺陷患者的各种疾病，包括同性恋患者的艾滋病、卡波济肉瘤、血管淋巴细胞增生性疾病等。

6.特异性药物

通过对于疱疹病毒的讲解，大家可以知道治疗疱疹病毒的核心就是使用大剂量的薏苡仁和淡竹叶。但是单纯用这个方法，有的效果好，有的效果不好。比如疱疹病毒引起肝损害，有湿热要用甘露消毒丹；如果病位在眼睛，用黄芩、菊花，可以把侯氏黑散的架子调整一下；疱疹病毒引起的宫颈癌，这属于带下证，带脉的问题要重用白术，比如用四君子汤，也可用甘姜苓术汤加大剂量的薏苡仁和淡竹叶；如果疱疹病毒引起胃功能严重障碍，舌苔很厚，不想吃东西，加一点草果、木香、槟榔。总之，还要有一些对证的药，这样患者才会比较舒服，它不是一成不变的。

此外，带状疱疹又比较特殊，关于带状疱疹，我讲了孙一奎的一个处方，用栝蒌、红花、甘草，再加上薏苡仁、淡竹叶，还可参考肥儿散加蜈蚣。如果它是长在身体侧面、胁肋部，还可以加柴胡、黄芩，从少阳去治；如果是在腰部，说明可能和肾有关系，可以加桑寄生。大家还是需要有一些中医知识，虽然只用薏苡仁和淡竹叶两个药也有效，但是不如结合对证的处方效果好。

另外，关于带状疱疹后遗神经痛，最关键的不是在于治疗后遗症，而是在于带状疱疹发作时有没有治好它。带状疱疹的后遗神经痛也可以治疗，但是有一部分不能完全缓解。带状疱疹的神经痛就像脑出血的后遗症一样，它的关键是在于早期治疗，就是在发生带状疱疹时有没有给予抗病毒治疗。我治疗带状疱疹有时候还会加两个药物，对于带状疱疹长在胁肋部的，或长在其他部位、体质壮实的患者，加大青叶30克、甘草6克去抗病毒。说到底还是不能以缓解症状为核心去治疗它，前面说在治带状疱疹的方里可以加蜈蚣，一是由于蜈蚣有抗病毒的作用，二是可以防止带状疱疹后遗神经痛，这个神经痛不是等带状疱疹好了以后再治疗，而是在发生带状疱疹的时候治疗。对于已经发生的后遗神经痛，治疗越晚效果越差。虽然后遗神经痛发生后也有一些办法，能用一些药物缓解疼痛，只是它不能很彻底地治好。疾病就是如此，尤其是这种病毒感染引起的疾病，越晚治疗效果越差，比如后期发生鼻咽癌了，治疗也有效，但是比起单纯的EB病毒感染鼻腔引起的类似感冒的疾病，肯定还是后者更好治。

　　治疗这些病的核心，就是两个药——薏苡仁和淡竹叶，薏苡仁的用量要大，100克左右，甚至可以用到200克，淡竹叶我们一般是开30克起步。当然还要根据年龄调整，薏苡仁是一种粮食，可以当饭吃，对于两岁左右的患儿，用50~60克都没关系。只是脾虚的人吃了有点不舒服，治疗内科病用炒薏苡仁，治疗外感疾病时薏苡仁就不要炒了，可以加白豆蔻。因为有的患者吃了大剂量薏苡仁，会出现便溏，胃不舒服。治疗外感病和内伤病的薏苡仁用法不同。治疗内伤病用参苓白术散，其中的薏苡仁是炒用，而治疗外感病用的是生薏苡仁，所以要加白豆蔻。

　　我告诉大家用薏苡仁、淡竹叶两个药，并不是让大家生搬硬套，否则有的病会被治坏，比如EB病毒引起的胃炎，舌苔非常厚腻，胃肠蠕动功能极差，毫无食欲，你用薏苡仁90克、淡竹叶30克，结果患者更不想吃东西，所以才要加上达原饮，二者配合在一起使用。病毒发生在不同的脏器，要选择不同的处方。如果病毒感染发生在鼻咽部，可以用苍耳子散加大剂量的薏苡仁和淡竹叶；阳虚的合麻黄细辛附子汤，偏热的合小柴胡汤，偏寒的合麻附甘。但是大部分是偏热。疾病发展到后来可以出现寒象、出现寒热错杂，哪怕是湿热病到后来都可以出现寒证。

　　我给大家讲讲最简单的思路：因为是伏邪用柴胡、黄芩；治鼻炎用苍耳子、薄荷、丝瓜络、藿香；抗病毒用薏苡仁100克、淡竹叶30克；再加点化痰软坚活血的药，化痰药选瓜蒌，因为瓜蒌化痰又抗病毒；活血药可选动物药蜈蚣或蝉蜕，也可选用姜黄，这样就构成了治疗鼻咽癌的方。我也治愈过很多鼻咽癌患者。中医治肿瘤很难，很多肿瘤中医根本治不好，但是某些与病毒感染有关系的肿瘤，如果能控制其病原微生物，中医治疗就有效。幽门螺杆菌感染引起的胃黏膜相关淋巴瘤，用抗生素就能治好。所以某些肿瘤如果能抓住它致病的核心环节，治疗就有效，这个病就好治。还有很多肿瘤，我们找不到它致病的核心环节，很多肿瘤我也没有弄懂，包括它致病的最核心部分是什么，中医是怎么认识它的，有没有能很快控制这个核心环节的办法？如果找不到这个核心环节，治疗就非常有限，用药只能改善症状，延长生存期。

三、链球菌

1.分类

链球菌是革兰氏阳性细菌，成对或链状生长，像手链一样。分为甲型（α型）、乙型（β型）和丙型（γ型）。甲型、丙型和人体共生，甲型是上呼吸道的正常寄生菌；丙型是口腔、鼻咽部、肠道的正常菌群，通常为非致病菌；而乙型是致病菌。人体是众生共生，人身上有好多众生，皮肤、口腔、肛门、阴道等都有细菌，众生共用这个躯壳。

甲型和丙型溶血性链球菌正常情况下不致病，但是如果免疫功能低下或拔牙或手术创伤的时候，它就可以致病。

乙型溶血性链球菌分A~H，K~T共18个族，对人类有致病力的90%是A族，乙型A族链球菌又叫作化脓性链球菌，它会导致化脓。D族和O族的链球菌和唾液型链球菌、轻型链球菌和粪链球菌（肠链球菌）常导致亚急性细菌性心内膜炎。尤其是儿童多发，因为儿童免疫功能低下，细菌可以从肠道跑到血液、跑到心脏，然后出现喘、出汗、心慌、心悸、心律失常，发生亚急性细菌性心内膜炎。这是肠链球菌感染引起的，又叫粪链球菌，它常在肠的下段——结肠部分。众所周知，葛根芩连汤可以治疗这种感染。

链球菌也可分为需氧链球菌、厌氧链球菌、兼性厌氧链球菌。厌氧链球菌常寄居于口腔、肠道及阴道中，平时不致病，特殊情况可以致病。

链球菌感染和几个酶很有关系。一个叫链激酶，溶解纤维蛋白；一个叫透明质酸酶，向组织中扩散；一个叫脱氧核糖核酸酶。这几种酶可以让细菌在组织中扩散、侵袭。没有这几种酶，链球菌不会从肠道跑到心脏去。链球菌感染最大的特点是它喜欢"到处跑"，它可以形成转移性的感染，甚至转移性的脓肿，甚至可以跑到其他器官去导致疾病，就是因为有这几种酶，使得它可以进入血液，在人体的免疫系统面前如入无人之地。链球菌感染能导致很多疾病。

（1）A族乙型溶血性链球菌：链球菌致病主要是以A族乙型溶血性链球菌为主。

第一，扁桃体炎、急性咽炎、急性喉炎。这是"少阳之为病，口苦、咽干、目眩也"。上呼吸道病毒感染中，除了某些病毒，比如单纯疱疹病毒本身就可以导致咽部症状以外，一般情况下，成人的普通的上呼吸道病毒感染的病毒是聚集在鼻腔黏膜里的。一旦出现嗓子痛，出现扁桃体炎、咽炎、喉炎，它就继发了细菌感染——主要就是链球菌感染。我们叫作化热，从少阳火化了。它已经由单纯的病毒感染变成了继发细菌感染。继发细菌感染后发生两件事。一是对于婴幼儿和年老体弱的人，这个细菌可以往下扩散引起支气管炎、肺炎。二是在这种细菌感染的基础上，再继发其他细菌感染，引起支气管炎、肺炎。也就是说，少阳火化之后，疾病传到阳明，也就是麻杏石甘汤证可以是由链球菌感染导致，也可以是由其他细菌感染导致，因为有了链球菌感染之后，其他细菌也更容易感染。当然也可以是链球菌本身的感染。二者的区别是链球菌感染患者咳出的是黄色脓痰、腥痰、草绿色痰。这就是"治温之要，贵在自咽截断"。成年人上呼吸道感染之后，如果不继发咽部链球菌感染，他不容易发生支气管炎和肺炎。他必须在咽部链球菌感染的基础上才会继发其他细菌感染，或者本身就是链球菌直接向下呼吸道扩散了。

第二，它会引起猩红热。进入咽部的链球菌可以产生毒素，引起皮疹。也就是说，如果侵入咽部的链球菌能产生红疹毒素，或者这种能产生红疹毒素的链球菌的噬菌体作用于原本不产生红疹毒素的链球菌，使得后者也能产生红疹毒素，红疹毒素进入血液，从而引起猩红热。病原体通过飞沫传播，病原菌侵入咽部导致局部炎症，发病急骤，红疹毒素入血液，引起猩红热的一系列表现。

第三，变态反应。猩红热的红疹毒素还可以引起心肾功能的损伤，甚至引起心肾功能不全或衰竭。

第四，丹毒。俗称"流火"，是由A族乙型链球菌引起的皮肤和皮下组织的急性炎症。常表现为境界清楚的局限性的红、肿、热、痛，好发于下肢，可以有头痛、发热等全身症状。丹毒发病前常常有恶寒、发热、头痛、恶心、呕吐等症状，这是太阳类证。传染病发病前一般会出现太阳类证，发展快的几小时或一天，慢的两三天，体现医生真正的水平就在这几个小时之内，很多人往往会被误诊为感冒。

（2）B族乙型溶血性链球菌：B族乙型溶血性链球菌主要寄生在泌尿、生殖道和鼻咽部，主要引起肾盂肾炎、肺炎和子宫内膜炎。正常情况下，B族乙型溶血性链球菌不引起肺炎，但是如果感染了A族溶血性链球菌，B族溶血性链球菌就可以跑到肺里引起肺炎。B族乙型溶血性链球菌还可引起肾盂肾炎、子宫内膜炎，甚至引起产褥热。新生儿B族乙型溶血性链球菌感染分早发型（败血症型）和迟发型（脑膜炎型）。早发型可以引起败血症，产后数小时至5天内急剧发病，患儿出现呼吸困难、呼吸停顿、昏睡、惊厥、休克等，病死率高。它发病是在少阳、厥阴，表现为败血症，出现寒战高热。迟发型可以引起脑膜炎，产后7~10天发病，患儿表现发热、昏睡、昏迷等，脑脊液中细胞增多、蛋白质增多、含糖量减少，可检出病原菌及抗原，病死率较早发型低，但可发生神经系统后遗症。

（3）甲型溶血性链球菌：甲型溶血性链球菌一般不致病，它致病时主要引起两方面的疾病。第一，牙周炎，牙周脓肿，扁桃体炎。第二，心内膜炎。主要见于拔牙、扁桃体摘除等口腔手术后，细菌从伤口侵入，引起心内膜炎。甲型溶血性链球菌引起心内膜炎的患者大部分本身有先心病或风心病，这种人容易在条件致病菌的基础上引起心内膜炎。

（4）D族乙型链球菌：D族乙型链球菌也可引起心内膜炎。它是肠道正常菌群，如果从肠道或泌尿系统侵入血液进入心脏，会引起心内膜炎，患者出现长期发热、畏寒、进行性贫血，因部分细菌及血内物质（纤维蛋白）沉积在心瓣膜上形成赘生物，赘生物可脱落，在血液中形成栓子，导致栓塞，以脑、脾、肾栓塞为常见，产生瘫痪、脾肿大，尿中出现红细胞。栓塞也可发生于皮下或黏膜，可见皮肤黏膜瘀点。

另外，链球菌引起的变态反应实际上就是免疫系统疾病。A族乙型链球菌感染后，由于变态反应形成的疾病有风湿热和急性肾小球肾炎。这是由于链球菌或其部分成分具有抗原性，能刺激机体免疫系统产生免疫反应物质（包括抗体及致敏淋巴细胞），抗原与相应的免疫物质可发生特异性结合或反应，这样可清除抗原而防止细菌侵袭。如果这一反应超过了正常人的生理水平，它就会引起人体组织或器官的损害，由此产生的疾病就叫作变态反应性疾病。简言之，抗原抗体的结合物到了肾脏就会引起急性肾小球肾炎。

总之，所有的链球菌感染都表现为与少阳病有关系。

2.治疗

针对链球菌感染特异性的药物是金银花，用30~60克。连翘和金银花有协同作用，但其核心是金银花而不是连翘。

金银花不仅对链球菌有效，对痢疾杆菌也有效，所以我们在治疗痢疾的时候也经常加金银花。这样大家就能理解治疗感冒的六合汤的组方及配伍思想了：荆芥、防风抗病毒感染；少阳化热用柴胡、黄芩；继发链球菌感染用金银花、连翘；发热用竹叶、石膏，不发热可以不用；如果机体免疫功能不足，链球菌感染就容易导致其他疾病，加太子参；气有余便是火，这个病本身也容易发热，加竹叶、石膏。这就是六合汤的配伍思想。

再比如治疗猩红热，可以用四妙勇安汤，用当归、玄参、金银花、甘草，可以合上柴胡、黄芩，因为它和少阳有关。猩红热、丹毒和血管损伤有关，加了一味强烈抗炎的当归，配上甘草增强抗炎作用。玄参能凉血、透斑，能保护血管，金银花是治疗链球菌的特异性药物。现在大家就应该知道四妙勇安汤为什么要用金银花，也应该知道很多中医为什么用它来治疗猩红热。

但大家要注意，治疗肾脏疾病如急性肾小球肾炎的时候，我们又不爱用金银花，因为它不是由链球菌引起的，它是针对免疫系统的免疫应答引起的，它是变态反应、免疫病，它不是病原微生物直接引起的。所以它的治疗方法又有不同，并不是去处理病原微生物。

B族乙型溶血性链球菌可以引起肾盂肾炎、产褥热。治疗产褥热的处方比如三物黄芩汤，这是从少阳治；B族链球菌引起的肾盂肾炎可以用柴妙饮，也是从少阳治。但是这些病我们并没有用大剂量的金银花，因为B族链球菌本身不致病，本身病原性不强。真正致病且病原性强的是A族乙型溶血性链球菌，可引起扁桃体炎、急性咽炎、喉炎、猩红热、变态反应、丹毒，而且变态反应还可以引起肾小球肾炎。如果患有肾小球肾炎的小朋友嗓子痛但没有感冒，说明肾小球肾炎可能要复发了。这是伏邪转出少阳，过一两天就会水肿，要从少阳咽喉去治，大部分都有效。治不了就去找西医，西医也可能治不了，但西医还可以选择手术切除扁桃体。大家知道它的发病规律，就知道怎么治疗。链球菌潜伏在人体扁桃体，一旦活跃就会发生变态反应，导致肾小球肾炎复发，出现水肿；如果链球菌不活跃了，嗓子也不痛了，扁桃体也不肿了，疾病似乎就好了，不过水肿还没完全消；过段时间链球菌又活跃了，又会水肿。这个病就是要从咽喉去截断，专药是金银花，病位是少阳。链球菌感染的复发与缓解有一定的规律性，它可以表现为不同的形式，可以表现为丹毒、猩红热、扁桃体炎、咽炎、喉炎、心内膜炎、肾小球肾炎，这都是不同的表现形式而已。

第十节 免疫药理

一、太阳

1.调节免疫

归太阳经的几个最典型的药物是荆芥、防风、麻黄、苍耳子。

（1）荆芥：荆芥可以作用于Ⅲ型变态反应，治疗血管炎，所以它既疏风解表又止血。与血管炎有关系的疾病可以选择荆芥，所以治疗狼疮可以选择荆芥，治疗过敏性紫癜可以选择荆芥。当选择荆芥治疗狼疮、过敏性紫癜这些疾病的时候，这个药物会表现出它的特异性。

在发表的药物里，对Ⅲ型变态反应，除了可以选择荆芥，还有一个药物作用于血管——连翘。连翘首先有抗过敏的作用，连翘作用于血管的机制和荆芥不一样，荆芥是抑制免疫应答，而连翘是含有大量的维生素P，能降低血管的脆性和通透性，防止溶血，它能维护毛细血管的完整性。如果缺了维生素P，毛细血管更脆，更容易被免疫系统攻击，更容易出血。荆芥是抑制血管炎，连翘是把血管变得更厚一些。维生素C主要来自蔬菜，不吃菜的人容易出血。还有烟酸也是一种维生素，它能帮助维生素C来维护血管的稳定性。而连翘含有大量的维生素P。所以对于Ⅲ型变态反应，可以在用荆芥的基础上加连翘。这么多发表的药，选药一定要有特异性。我们强调药物的特异性，荆芥和防风、金银花和连翘各自有它的特异性。连翘也作用于血管，但它不是直接抗Ⅲ型变态反应的特殊药物，但是因为它抗过敏、又能维持血管的稳定性，所以血管炎、过敏性紫癜就可以选它。

（2）防风：防风也是入太阳经的药物，防风的特点是双向调节免疫系统。简言之，防风能抑制人体的体液免疫应答，同时提高细胞免疫应答的水平，所以叫双向调节。举个提高细胞免疫水平的例子，大家知道病毒感染属于细胞免疫，而防风能预防感冒，例如玉屏风散能提高细胞免疫水平，吃了它会减少感冒。但是防风又能抑制体液免疫，例如桂枝芍药知母汤抑制体液免疫。所以防风对免疫系统有双向调节作用，自身免疫病、过敏性疾病都可以用它，免疫功能低下还可以用它。

（3）麻黄：麻黄里的麻黄碱具有拟肾上腺素样作用，就相当于交感神经递质。肾上腺素能抗过敏，麻黄就具有显著的抗过敏作用。麻黄可以用于过敏性疾病、自身免疫病。西医最早抗过敏也用肾上腺素，我以前也用过肾上腺素抗过敏。现在越来越少用肾上腺素抗过敏，因为肾上腺素有心脏毒性，用了以后，心脏强烈收缩，这个时候病人会难受，它是一个强心的药。除非是治疗很难治的过敏，才会考虑使用它，比如典型的阳虚过敏，用点儿肾上腺素，患者的过敏也能缓解。但是因为它对心脏有影响，所以就不太用它。麻黄碱的毒副反应主要是拟肾上腺素的作用，集中表现在对心脏的副作用，用多了会心慌。

（4）苍耳子：苍耳子是一个抗过敏的药物。苍耳子、辛夷花合起来叫作苍耳子散，苍耳子散里的苍耳子才是抗过敏的药物。它能用于多种过敏性疾病。苍耳子通督脉。强直性脊柱炎是一个自身免疫病，苍耳子能治疗自身免疫病，所以能治疗强直性脊柱炎这些疾病，所以中医用它通督脉。它并不是一个补肾的药物，只是一个能抗过敏的药物，能抑制体液免疫应答。

太阳经最典型的四个抑制体液免疫应答的药物是荆芥、防风、麻黄、苍耳子，当然还有一个辛凉的连翘。这里不讲羌活、独活等其他的药，因为羌活、独活本身并没有强烈地抑制免疫应答的作用，但是它们有一个明显的镇痛作用。治疗过敏很少使用羌活、独活，但是它们的镇痛的作用强，所以治疗类风湿也用它们。但是它们的机制不一样，镇痛是缓解症状，和抑制免疫应答不一样。治疗类风湿用防风是抑制免疫应答，防风本身并没有强烈的镇痛作用，所以桂枝芍药知母汤用防风而不用羌活、独活。防风本身并没有明显的止痛作用，但它有一个强烈的抑制体液免疫的作用。

荆芥、防风、麻黄、苍耳子入太阳经，能调节免疫系统，主要是抑制体液免疫应答，其中防风还有一个明显的增强细胞免疫的作用，比如玉屏风散。在治疗自身免疫病的时候，选药一定要有针对性，而不是在疏风解表药里随便选。比如一个过敏性紫癜，你要发表，那就一定要选荆芥，或荆芥配防风，而不会选苍耳子。苍耳子有抑制免疫的作用，只不过对血管炎没有特异性。你也肯定不会去选择羌活、独活。

2.伞形科

伞形科的药物很多都具有抗炎的作用，此类药物抗炎的作用体现在以下特点。

（1）当归：当归是一个抗炎药，它属于伞形科。在活血药里抗炎作用最强的是当归。要抑制炎症反应，又要用到活血药或养血药时，首选当归，它有强烈的抗炎作用。很多方在抗炎时都使用当归是有道理的。例如，李东垣的当归拈痛汤，之所以叫作"当归拈痛汤"，就是因为当归有强烈的抗炎作用；麻黄升麻汤里也有当归；当归四逆汤治雷诺氏综合征，这是自身免疫病常见的一个并发症，也有当归；四妙勇安汤治疗血管炎、脉管炎，也有当归；金水六君煎治疗肾虚痰泛的感染，也有当归。它有一个强烈的抗炎作用。

（2）柴胡：在气分上，伞形科的强烈抗炎的药物是柴胡。

（3）藁本、独活、羌活、白芷、防风：藁本、独活、羌活、白芷、防风都是伞形科药物，都有抗炎、疏风、除湿的作用，其实这些都是中医的抗炎药。羌活、独活能抗炎、能镇痛，但是抑制免疫应答的功能不强。要抑制免疫应答选防风；要缓解疼痛选羌活、独活。上半身疼痛选羌活，下半身疼痛选独活，头顶痛选藁本，前额痛选白芷，这是它们的特异性。这些都是伞形科的药物。

伞形科药物还有一个弊端，由于伞形科药物都走表，因此它们都能引起光敏，比如白芷、独活、羌活、防风、前胡。所以伞形科的药物可以治疗白癜风，这是第一。第二，吃了伞形科的药物要少晒太阳，否则会被晒得黢黑，皮肤容易被晒伤。因为伞形科药物有光敏作用，白芷、羌活、独活这些都是伞形科，都能引起光敏。因为它们都走表，走表、发表对太阳更敏感。既然它们能引起光敏，就可以用来治疗白癜风，所以才叫"白芷"。

二、少阳

少阳经药物——白芍、柴胡、郁金、徐长卿、五味子、黄芩、威灵仙、青蒿、秦艽，都具有抑制体液免疫的作用。

1.柴胡

（1）柴胡配黄芩：柴胡配黄芩是小柴胡汤。小柴胡汤的配伍很有意思，柴胡配黄芩能抑制免疫应答，配上人参，又能促进免疫应答，这就是小柴胡汤"和"的思想。免疫应答不能过强，否则患者症状重；免疫应答也不能过弱，否则病好不了。这也就是说正邪相争双方都不要过度。如果用了小柴胡汤病不好，可能是小柴胡汤里没用人参，你给他加上人参再吃一剂，"必蒸蒸而振，却发热汗出而解"。这是《伤寒论》的原文，用了小柴胡汤病不好，复与小柴胡汤，必蒸蒸而振，汗出而愈。所以你去检查别人的小柴胡汤，有的人开小柴胡汤没有用人参。党参、人参、太子参都不用，如果这个人体质稍偏虚，病就不容易好。你在他处方里加太子参50克，或者加3~6克人参，或者党参15克，再吃一剂小柴胡汤，他一出汗就解了。简言之，要让病情好转，要促进他的正邪相争，小柴胡汤里需要有人参。当然如果这个人体质很壮实，小柴胡汤没有人参，病也能好，大柴胡汤里就没有人参。如果这个人稍微有一点气虚，你用了小柴胡汤却没有加人参，他的病好不了。这就是"和"的思想，柴胡、黄芩能抑制免疫应答，人参能促进免疫应答，这就是和法，是"和解"的意思。

（2）柴胡配芍药：第二个是柴胡配芍药。柴胡、芍药、五味子、甘草加荆芥、防风，就是过敏煎；过敏煎里还有乌梅，乌梅入厥阴经，也可以抗过敏。

（3）柴胡和青蒿：柴胡和青蒿两个药有各自的特点：第一，柴胡用于新感，青蒿用于伏邪，比如蒿芩清胆汤。第二，柴胡劫肝阴，青蒿不劫肝阴。青蒿可以用于阴虚的人，如青蒿鳖甲汤。湿热病不忌柴胡，但阴虚的人或者单纯得了温热病容易阴虚的人用柴胡容易劫肝阴。如果这个人没有阴虚，你用柴胡没有问题。如果这个人有阴虚，用了柴胡之后是劫肝阴，因为柴胡皂苷可以引起血压升高。有一部分患者会突发血压升高，他会觉得很不舒服。这是阴虚风动，血压升高是动风了。普通的人用柴胡没有问题，但如果这个人是阴虚的人，用青蒿就没有问题，即使是高血压都可以用青蒿。即便是患者没有唾液，都可以用青蒿。这也就是说，假如你要抗过敏，患者又少苔，你又要用少阳经的药——不选柴胡选青蒿。

2.白芍、五味子

白芍、五味子这两个酸药能抗过敏。其实乌梅也抗过敏，只是乌梅入厥阴经。

3.黄芩

黄芩也抗过敏。

4.郁金、秦艽、徐长卿、莪术

莪术、郁金、姜黄是同一属的药物，都有免疫抑制作用。但是一般我们不用莪术来抗过敏，多用来治疗肿瘤。但是它有一个问题，因为它能抑制免疫，所以会导致免疫系统功能降低，即中医所说的活血破气。所以大家去看张锡纯的十全育真汤治肿瘤，他用的是莪术配黄芪，他既要用莪术去治疗局部的肿块，又要用黄芪去拮抗莪术抑制免疫应答的作用。肿瘤患者本身的免疫应答功能就被抑制了，治疗肿瘤要用莪术活血，但是又担心患者吃了以后免疫功能被抑制，就用莪术配黄芪。这是张锡纯《医学衷中参西录》的办法，把一个免疫抑制的药物和一个补气的药物配合在一起使用，就可以相互拮抗。中医的巧妙就在这里。因为活血能破气，所以多数活血药都有免疫抑制作用。当归、莪术、姜黄、苏木药物都能抑制免疫，用中医的话说就是活血的药都破气。大家在使用这些药物的时候一定要注意配伍。

秦艽具有免疫抑制作用。徐长卿是止痛的药物，常常用于关节止痛，它也有显著的免疫抑制作用。只要不涉及治肿瘤，一般来说治免疫病用不上莪术。治疗免疫病一定是在这些药里选，不能随便选，因为很多药物不具备调节免疫系统的作用，一定要把这些背下来。

关于疏肝药物的抗过敏作用，比如正柴胡饮、过敏煎，大家都应该能理解了。疏肝的药物具有抗过敏的作用。治少阳病的方药能治疗感冒，即使没有少阳病的症状都可以用，就是因为它能抑制生物活性介质的释放。正柴胡饮能抗过敏，就是因为它具有抑制活性介质的作用。所以大家要记住：用少阳的药物不一定要见到少阳证。比如说我们治疗一例灰指甲，患者伴有明显的甲沟炎，又烂又肿，发作了很久，因为他正邪相争不够，我们用小柴胡汤合四妙勇安汤给他治疗，这个炎症很快就好了。

三、阳明

1.大黄

大黄是阳明经的一个药物，它具有免疫调节作用。它的免疫调节作用最主要体现在它能对肠道抗原发挥作用。大家知道，我们吃东西以后如果不消化，饮食停留在肠道，就容易以蛋白质的形式被吸收入血。因为食物没有被消化，停留在肠道时间过久就会被吸收入血，引起过敏，这个时候就需要用大黄促进大便的排泄。此时可以考虑的药物就是大黄。

2.白花蛇舌草

第二个阳明经抑制免疫的药物是白花蛇舌草，它能清热、解毒、抗炎。但是大家一定要记住，白花蛇舌草对免疫系统具有双向调节作用，小于30克的白花蛇舌草能增强免疫功能，大于30克的白花蛇舌草能抑制免疫功能。这一点对肿瘤治疗有用，如果是治疗肿瘤，要用大剂量的白花蛇舌草的时候，你要加黄芪、党参、太子参、人参等药。很多风湿免疫科的专家在治疗狼疮、干燥综合征这类病的时候，给患者开白花蛇舌草60克，这就是利用了大剂量白花蛇舌草的免疫抑制作用。如果狼疮、干燥综合征、自身免疫病患者表现出热象，医生要清热的话，不会给患者用其他的药物，他会选择有针对性药物，比如白花蛇舌草60克去清热。但是他的目的不仅是用白花蛇舌草清热，更主要的是利用大剂量白花蛇舌草的免疫抑制作用。大家把这些道理弄明白，很多中医的方一看就能明白其中的规律。

3.葛根

葛根能抑制免疫是因为葛根对血管有扩张作用。葛根是一个扩张血管的药物。比如我们看到一个慢性炎症的患者，如果局部的血液循环不是很鲜活，就可用点葛根进去，包括一些湿疹，都可以用葛根去抗过敏，因为它能扩张血管，改善局部的血液供应。

4.知母

知母能调节激素的昼夜节律。激素能够抑制免疫应答，而且激素分泌有其昼夜节律。白天激素水平高，上午8点是第一个分泌高峰；下午3点是第二个分泌高峰；中午12点到下午3点是激素在白天的一个低谷，所以这段时间大家基本都在打瞌睡；第二低谷就是晚上的子时，子时以后激素持续进入低谷，所以子时要睡觉。知母能调节激素的昼夜分泌节律，因为持续的炎症能打断激素的分泌节律，所以炎症之后容易出现阴虚，这就是激素的分泌节律被打乱了。由此可见白虎汤用知母背后有内在的道理。因此知母也用来治疗自身免疫病。而且知母还可以治疗阴虚型失眠。晚上本应该激素水平低，如果激素水平反而高，患者就不容易睡觉，这时就可以用知母。知母能抑制晚上的激素分泌，增强白天的激素分泌。激素分泌节律调过来，白天激素水平高，能跑能跳，晚上激素水平低，能很快入睡。所以知母能治疗失眠，也是因为它调节激素分泌节律的原因。因此知母用在过敏性疾病里，就是调节激素的分泌。它的皂苷能调节激素的分泌，桂枝芍药知母汤是一个非常典型的方。

四、太阴

太阴经调节免疫的代表性药物有治疗太阴气虚的甘草和大枣，还有治疗太阴湿盛的苍术、苦参、土茯苓、薏苡仁。

1.太阴气虚

甘草和大枣这两个药有不同点。甘草里的甘草酸具有拟皮质激素样作用。大家学了《中医免疫学》后就会明白，可以把甘草当成中医的激素。甘草大剂量使用的副作用就是激素的副作用，大家可以去看西医的《药理学》，《药理学》里讲了用了皮质激素有什么副作用，大剂量甘草长期使用也就是那些副作用，只不过它的活性、强度不如西医的激素，所以使用甘草时剂量要大。因此要快速抑制炎症反应，甘草可以用到30~60克。甘草用多了以后就会出现水肿，因为它生湿，或者用了大量甘草以后出现饱胀，这都是激素的副作用。可以加陈皮、加苍术拮抗这种副作用，用中医的复方总是有办法去解决甘草出现副作用的问题。比如要快速抑制狼疮急性发作，用30~50克甘草，相当于西医用皮质激素，这就是一个套路。

大枣的免疫抑制作用主要是它能调节cAMP和cGMP的水平。因为它含有环磷酸腺苷和环磷酸鸟苷，这两个物质的比值对免疫系统有影响。

人参、党参、太子参的共同特点是它们是增强免疫应答的药物。而黄芪的特点是对免疫应答有双向调节，小剂量的黄芪增强免疫应答，大剂量的黄芪抑制免疫应答。大剂量一般是指30克以上，一般大剂量的黄芪要用到60~150克。比如一个气虚的人类风湿急性发作，选防己黄芪汤，要用黄芪90克，因为大剂量的黄芪能快速抑制免疫应答。小剂量的黄芪，比如黄芪20~30克增强免疫应答，比如玉屏风散。而人参调节免疫的作用是单向的，主要表现为增强免疫应答。有一个方叫作四神煎治疗鹤膝风即类风湿膝关节炎。四神煎就是用超大剂量的黄芪，发挥它的快速免疫抑制作用，缓解膝关节炎。

2.太阴湿盛

治疗太阴湿盛的药物有苍术、苦参、土茯苓、薏苡仁，这几个药能影响免疫系统。具有强烈的免疫抑制作用的是苍术和苦参，而土茯苓和薏苡仁主要是缓解渗出，这两个是对症的药物。能抑制免疫应答的主药是苍术和苦参。尤其是苦参，它具有非常强烈的抑制免疫应答的作用。它是一个强烈的免疫抑制剂。

关于太阴病我主要给大家讲了六个药：甘草、大枣、人参、黄芪、苍术、苦参。土茯苓和薏苡仁主要是对症的药，主要是针对炎症渗出。这两个药物抑制免疫应答的作用不强。其中有几个特殊的药大家一定要关注：大剂量的甘草当激素用；黄芪双向调节；苦参具有明显的免疫抑制作用，它主要针对有湿热的人；但是如果患者是免疫低下的人，人参也好用，小柴胡汤里就有人参。

五、少阴

1.少阴寒化

对于阳虚的人，可以选细辛、附子、豨莶草、肉桂。细辛是一个非常独特的免疫抑制药物。而附子是双向调节，附子的作用和黄芪一样，都是双向调节。细辛和人参一样，都是单向的，不过一个是抑制免疫，一个是增强免疫。豨莶草是治疗腰痛的药物，它是一个强烈的免疫抑制剂。这是豨莶草和其他治疗腰痛药物的区别。如果是骨质增生引起的腰痛，用豨莶草效果不好；如果腰痛是肾病综合征、类风湿、强直性脊柱炎引起的，要选豨莶草。肉桂也有免疫抑制作用。

2.少阴血虚

心主血脉，治疗少阴血虚选当归、首乌、鸡血藤、丹参。当归是一个强烈的免疫抑制药物。鸡血藤也是一个免疫抑制药物，但是我们是用鸡血藤来增强免疫，因为它抑制体液免疫，增强细胞免疫。一般，我们说到某药物的免疫抑制作用，主要是针对体液免疫而言。首乌也是免疫抑制剂，它和大黄一样都具有抑制免疫作用，因为首乌和大黄都含蒽醌类物质，都能通大便。还有丹参，也能抑制免疫。

3.少阴热化

少阴热化见于阴虚火旺的人。地黄、丹皮、知母都具有免疫抑制作用。

4.少阴肾精亏虚

对少阴肾精亏虚的人，用地黄、山茱萸、冬虫夏草、紫河车。山茱萸是一个免疫抑制药物。冬虫夏草也是一个体液免疫抑制剂。所以虫草可以用来治哮喘，还可治疗慢支炎、肺气肿、肺心病，因为这些都有慢性炎症，它能拮抗慢性炎症。虫草能抑制体液免疫，又能增强细胞免疫，所以虫草也用来治疗乙肝。乙肝病毒感染患者需要增强细胞免疫，虫草能增强抗病毒的作用，每天10克，吃半年到一年，但是这个药的价格太贵。紫河车能抑制免疫，治疗哮喘、慢性支气管炎、肺气肿、慢性炎症。

5.镇静药物的使用

酸枣仁和夜交藤这两个镇静的药物能缓解过敏症状。夜交藤是首乌的藤，这两个药物的化学成分是相似的，只不过它镇静的作用比首乌强。对于瘙痒患者，尤其是越挠越烦、越烦越挠的，可以用一些镇静剂来治疗，西医也是用一些镇静剂，中医就是选择镇静剂里有免疫抑制作用的药物，例如酸枣仁和夜交藤。在处方里加酸枣仁和夜交藤，能缓解这种患者的焦虑，瘙痒会稍微减轻一些。但是要注意不能单纯靠酸枣仁来治疗过敏，它的作用不够。这两个药能够使处方的疗效更强一点；并不是只用酸枣仁30克就能够治疗过敏。明白了这个道理，大家就能知道为什么有的医生在治疗过敏性疾病和类风湿性关节炎时要用到酸枣仁30克。因为酸枣仁具有镇静作用，镇静药物就可以缓解疼痛，西医也是开止痛药加镇静药。比如我们治疗类风湿性关节炎的时候，会问患者睡眠好不好，如果睡眠不好，加酸枣仁30克、夜交藤30克。因为他睡眠不好，这说明他需要镇静，你用点镇静药，他的疼痛会缓解一些。镇静剂能缓解患者的关节疼痛，能缓解过敏症状。如果来一个过敏的患者，你用过敏煎，开柴胡、白芍、荆芥、防风、乌梅、甘草后，你也可以问他睡眠好不好，如果他睡眠不好，再加酸枣仁30克、夜交藤30克，帮助他镇静，实际上也能缓解瘙痒的症状。这不完全是为了缓解他的失眠，而是对于睡眠不好的过敏患者，用了酸枣仁、夜交藤之后效果才会更明显；如果患者睡眠很好，你用酸枣仁、夜交藤的效果并不明显。这是因为睡眠不好的人神经兴奋性高，所以他才需要镇静。如果睡眠好的人，你用了这两个药可能就没效，给失眠患者加这两个药是为了增强处方的针对性。

6.当归的抗炎作用

我们给大家举了很多需要用当归抗炎的处方。金水六君煎治疗慢性支气管炎——肾虚痰泛的慢性炎症，金水六君煎里有当归；当归四逆汤治疗雷诺综合征，手足厥冷、脉细欲绝，有当归；治疗难治性感染的麻黄升麻汤有当归；治疗脉管炎的四妙勇安汤有当归；治疗红斑狼疮的升麻鳖甲汤有当归；治疗类风湿的当归拈痛汤有当归。它是一个强烈的抗炎药物。这些方里都用当归，用一句话就可以把这些方里用当归的原因总结出来——当归就是一个抗炎药物。但是它的抗炎作用是针对那种精血亏虚的人，效果要更好一些。我们说当归有抗炎的作用，并不表示你对所有的人都去选当归。我们说羌活、独活能镇痛，也不是让所有人都选，而是让大家在辨证的基础上来选择，这样的话针对性才能大大增强。当归多用于患者血虚，又有慢性炎症。比如一个慢性支气管炎患者，他表现为精血亏虚、肾虚痰泛，如果你选择了川芎、地黄、陈皮、半夏、茯苓、甘草，而不是选择当归、地黄、陈皮、半夏、茯苓、甘草，说明你的中医水平不够。你选川芎是因为你没有认识到川芎和当归的区别。如果患者有强烈的头痛，你要活血，你选了当归，没选川芎，说明你的中医水平还不够。大剂量的川芎有强烈的镇痛作用，治疗头痛，你要用川芎30克，而不应该以当归为主。有人问肾虚痰泛的慢支炎为什么就不能选川芎、熟地、陈皮、半夏、茯苓、甘草？因为金水六君煎里就选当归，中医的古方是经过千锤百炼的，不是随便选、随便编的。所以升麻鳖甲汤里用当归，没有用川芎。这都是千锤百炼出来的，不是偶然的。

四妙勇安汤用金银花、玄参、当归、甘草。四妙勇安汤里的当归有强烈的抗炎作用，能治疗热入营血，比如血栓性脉管炎、冠状动脉粥样硬化性心脏病属热化者。当归四逆汤治的是寒入营血的脉管收缩，比如雷诺综合征等。

麻黄升麻汤治疗难治性的感染。这种感染大家在诊所一般见不到，一般都在ICU。这种难治性感染病机非常复杂，选麻黄升麻汤。我们治疗过，有一部分患者确实有效。这种难治性的感染多见于严重疾病的患者，如晚期肿瘤、多脏器功能衰竭的患者。这种人还常伴有多重感染和肠道菌群紊乱、泄利不止，用麻黄升麻汤。

六、厥阴

1.乌梅

厥阴经抑制免疫的药物是乌梅。乌梅是一个强烈的抗过敏药物，所以乌梅丸本身就可以用来治疗过敏。

2.蝉蜕

厥阴经抑制免疫的第二个药物是蝉蜕。中医讲以皮治皮，可用蝉蜕来治疗皮肤病。蝉蜕治疗皮肤病的原因是它能抑制体液免疫。蝉蜕还有一个功能，它能增强细胞免疫、诱生干扰素，所以蝉衣也能治疗需要增强细胞免疫的疾病，比如肝炎。

大家知道了蝉蜕能调节免疫应答，能抑制体液免疫，就明白了郑孙谋老师的苏蝉地黄汤——苏叶、蝉蜕加六味地黄丸。这个方选苏叶也是很有道理的。首先苏叶有很强的解毒作用，苏叶解鱼虾毒、解蛋白质的毒，它能降低尿素氮、肌酐，苏蝉地黄汤用来治疗肾病。他选了蝉蜕而不选其他的药，是因为蝉蜕有一个强烈的抑制体液免疫的作用。抑制体液免疫的药物有这么多，为什么会选蝉蜕？蝉蜕有个作用——能利水。治疗小儿睾丸鞘膜积液的专药就是蝉蜕。睾丸属肾，包着睾丸的鞘膜属肝，它属于厥阴经。心包也属厥阴经。厥阴经积水了，要用蝉蜕30克，它是非常特异性的药物，能快速缓解睾丸鞘膜积液，见效特别快。所以蝉蜕能利水、抗过敏，我们正好拿它来治疗肾病。

苏蝉地黄汤中的苏叶能降低尿素氮、肌酐，中医认为它能解毒，因为这个验方是治疗肾病的，需要用降低尿素氮、肌酐的药物；蝉蜕能抑制体液免疫，还能利水；地黄是少阴经抑制免疫的药物。山药能增强细胞免疫，所以用来治疗反复感冒，比如《金匮要略》的薯蓣丸，山药能增强细胞免疫，用来治疗慢性感染；山茱萸是少阴病的一个免疫抑制剂；丹皮具有免疫抑制作用；茯苓和泽泻这两个药物没有明显的免疫调节作用，用来消肿。这个处方就是六味地黄丸加苏叶和蝉蜕。

3.疏风解痉药物

厥阴经调节免疫的第三组药物是全蝎、蜈蚣、僵蚕，能够疏风解痉，用来治疗皮肤病，也可以治疗哮喘。疏风解痉的药可以扩张支气管，治疗哮喘，也用来治疗慢性皮肤感染。中医讲"厥阴之上，风气治之"，厥阴病和风邪有关系。

4.其他免疫抑制药物

厥阴经其他的免疫抑制药物有雷公藤、火把花、地龙、肿节风。雷公藤和火把花在免疫科是专用的，用来治疗自身免疫病，抑制免疫。雷公藤、火把花还有一个问题，能抑制增殖活跃的细胞，会杀精和抑制卵巢功能，所以用雷公藤、火把花的时候，患者不容易怀孕，这是第一个副作用。第二个副作用是损害消化道的黏膜细胞，机体消化道的黏膜细胞是经常更换的，所以这两个药物会导致消化系统功能减退、食欲不好、腹胀。这两个药物最主要的副作用是杀精，所以对青年女性的类风湿患者不太好，因为类风湿多见于育龄期女性，在14~49岁之间，这种女性有生育要求，而这两味药正好影响生育。肿节风也是风湿免疫科常用的药物，治疗关节肿痛。地龙也能抗过敏。

七、双向调节

药物的双向调节作用取决于患者的体质和用药的剂量。第一是体质因素，如果患者是一个体液免疫亢进的体质，用防风就能抑制体液免疫；如果是细胞免疫不足的，用防风就能提高细胞免疫。所以防风既能治疗类风湿类的自身免疫病，又能治疗免疫功能低下导致的反复感染，如玉屏风散。防风表现为双向调节作用。

第二是药物的剂量，大剂量的白花蛇舌草、附子和黄芪具有免疫抑制作用，小剂量的白花蛇舌草、附子和黄芪促进免疫。白花蛇舌草和黄芪，这两味药的剂量都是以30~60克为临界点，附子是以15~30克为临界点。这句话的意思是，30克以下的白花蛇舌草和黄芪是免疫增强剂；30~60克时作用就不是很确定，与患者体质有关系；但是大于60克的白花蛇舌草和黄芪一定是免疫抑制剂。30~60克时的作用就比较复杂，对不同个体的作用有区别。因为人有高矮胖瘦、体重不同，剂量就因人而异。关于附子的剂量，小于15克的附子表现为免疫增强作用，大于30克的附子容易表现为免疫抑制作用，15~30克时对不同个体的作用有区别。这些都是表现为双向调节作用的药物。比如玉屏风散用防风、黄芪来增强免疫。而四神煎是用大剂量的黄芪来治疗类风湿，大剂量的黄芪是一个强烈的免疫抑制剂。玉屏风散用防风是用来增强免疫。而桂枝芍药知母汤用防风来抑制免疫，因为桂枝芍药知母汤治疗的是类风湿，这个病需要抑制体液免疫。而玉屏风散治疗反复感冒，需要增强免疫。

　　四神煎（《验方新编》）用生黄芪半斤，大约是250克，远志、牛膝用三两是90克，石斛是120克，金银花是30克，服药方法是"煎一碗，一气服之。服后两腿如火之热，即盖被暖睡，汗出如雨，待汗散后，缓缓去被，忌风"。这个方用了250克黄芪来治疗类风湿性膝关节炎，就是因为大剂量黄芪有免疫抑制作用。之所以在《验方新编》才会有这个方，是因为这都是铃医的东西。铃医的特点是摇着铃铛走街串巷，一副药就要见效。而古代的御医治的都是王公大臣，吃药三年五年是常态，而走街串巷的人一副药就要见效。所以铃医的方见效特别快，往往用药都特别偏，一副药必须要见效。所以剂量用得非常大，见效很迅速。如果大家研究铃医的方，会发现铃医有很多行之有效的办法。铃医的方里有个办法叫截。截、顶、串、禁中的"禁"属于法术体系；"截"就是用截药，一下子就要打断这个病，一副药下去就要见缓解；"顶"是食物顶在那儿，吐出来胃就舒服了；"串"是下，大便一通，症状就会缓解。铃医都是用这个套路，所以见效非常快。

八、治疗Ⅲ型变态反应的特殊药物

　　Ⅲ型变态反应要从以下几方面去治疗：第一，要从太阳去治，因为有风。荆芥是特异性的抗Ⅲ型变态反应之血管炎的药物。还有连翘能保持血管的完整性。第二，要从少阳去治，因为肝藏血，用白芍、五味子、黄芩。这里没有把柴胡列进去，因为有一些Ⅲ型变态反应是偏阴虚的，阴虚的人不能用柴胡。第三，要从少阴去治，因为Ⅲ型变态反应在血分，心主血脉，可以用丹皮，还可以用生地。所以治疗Ⅲ型变态反应常用的药有生地、丹皮、黄芩、芍药、五味子、荆芥，不行再加个激素甘草，这些药物就是针对Ⅲ型变态反应的特异性药物。把这些药物放在一起，取个名字，其实就是一个验方，可以当作一个套路去使用。

当然，治疗Ⅲ型变态反应的这些特异性药物，对复发性口疮效果不好。因为复发性口疮长在口腔，要考虑脾胃的问题，甘草泻心汤就可以用来治疗复发性口疮。在甘草泻心汤的基础上，再加上治疗Ⅲ型变态反应的药物，见效就更快了。

中医讲的卫气营血的血分病，主要就是DIC、出疹和Ⅲ型变态反应。温病的皮疹是在血分上，还有DIC——休克以后引起的弥漫性血管内凝血，还有Ⅲ型变态反应导致的血管炎，中医常常把这些归在血分上。

九、免疫增强药物

关于免疫增强的药物，我给大家讲了诱生干扰素的药物黄芪和甘草。黄芪是能够诱生干扰素的很特殊的药物，所以增强免疫常常选用黄芪，黄芪能提高免疫。还有蝉蜕也能诱生干扰素，蝉蜕被用来治疗病毒感染，临床常常用得到。赵绍琴老中医常用的一个方叫作升降散，他用小柴胡汤合升降散治疗病毒感染，这是他的绝活，里面的大黄剂量用得很小。炎症兴奋交感神经，炎症反应总会使患者的大便不是很通畅，所以用小剂量大黄稍微通一下大便。这里并不是一个典型的阳明腑实的大柴胡汤证。赵老用小柴胡汤和升降散治疗病毒性感染导致的很多疾病，还是一个正邪相争的问题。

增强免疫的药物还有人参、白术和灵芝。人参和黄芪不一样，人参没有明显的免疫抑制作用，大剂量的黄芪有免疫抑制作用，而人参是单向的免疫增强作用。

防风也是双向调节。还有松节这个药按照朱良春的说法，叫作中医的丙种球蛋白。对免疫功能低下的人，要提高免疫，用松节30克煎汤。也可以用松节加大枣，也可以用松节合玉屏风散，还可以用松节加桂枝汤。这都是治疗反复感染的方法，即桂枝汤证的"时发热、自汗出"。你用桂枝汤加玉屏风散、再加松节，治疗慢性感染就很有效，还能加鸡血藤，加山药，就是把薯蓣丸加进去了，把这些套路都用进去。桂枝汤5味药，加玉屏风散3味药一共是8味药，加山药是9味，加上松节才10味药。这10味药就把桂枝汤、玉屏风散、薯蓣丸和一个专药松节全合进去了，它对免疫功能低下就很有效，处方也很简单。松节的药材质量有的好，有的差。油松节指的是松树上长的瘤，一定要用那个树瘤，并非从松树上砍下来的就叫油松节。而且离那个树瘤远的部分效果都不好。

白花蛇舌草有免疫增强作用，也有免疫抑制作用。大剂量的白花蛇舌草能抑制免疫，所以很多风湿免疫科的医生会开大剂量的白花蛇舌草，他用了附片温阳之后，又怕患者有热，再用50~60克白花蛇舌草，其实不完全是拮抗附片的作用，还利用了白花蛇舌草的免疫抑制作用。

附子能调节免疫，小剂量能增强免疫，大剂量能抑制免疫。还有山药、女贞子，都有免疫增强作用。女贞子含有雌激素，所以它既镇静又有免疫增强的作用。它有拟雌激素样作用，所以能镇静，女性吃了女贞子就很温柔娴熟，就不烦躁。女性雌激素水平高，不像男性一样暴躁。男性的雄激素水平高，神经系统兴奋性高，动不动就靠拳头说话。而女性就会温柔贤淑一些，因为雌激素有镇静作用。

十、解热镇痛药

太阳经的解热镇痛药是桂枝，桂枝有强烈的解热镇痛作用。如果麻黄不配桂枝，麻黄发表的作用就很弱、解热镇痛作用就弱。所以麻黄汤不用桂枝叫作三拗汤，用来治疗咳嗽，三拗汤加上桂枝才能发表。太阳病的代表性解热镇痛药不是麻黄，是桂枝。桂枝是一个强烈的解热镇痛药。

少阳经的解热镇痛药是柴胡。柴胡加上黄芩，它的解热镇痛作用就大大增强了，就是小柴胡汤，小柴胡汤能治发热，其实没有黄芩也可以，柴胡注射液就用来治疗发热。

阳明经的解热镇痛药是石膏。配上知母，它的解热镇痛作用就大大增强，然后再加一个激素——甘草。

太阳、少阳、阳明都是这个套路：一个解热镇痛药加上一个增强作用的药，再加个激素。这就是麻黄汤、小柴胡汤、白虎汤。

三阴的热是内伤发热。太阴病的解热镇痛药就是激素甘草，黄芪能增强甘草的解热镇痛作用。黄芪建中汤和补中益气汤能治疗内伤热。补中益气汤解热镇痛作用的核心就是甘草配黄芪这两味药，只不过加了一些补气药和帮助消化的药。气虚的人消化差，用陈皮促进肠道蠕动；食欲差，多用白术；增强代谢，用人参，补中益气汤相对于黄芪配甘草只是变得更加复杂了。气虚、中气下陷的内伤发热就用炙黄芪30克、甘草6克两味药就有效。但是这样考虑就比较简单了，补中益气汤的配伍就更完善一些，中气下陷，有升提的药，也有健脾的药，还有理气的药。

少阴病的解热镇痛药是细辛。细辛常配附子，叫作麻黄细辛附子汤。麻黄细辛附子汤证是太少两感证，容易出现发热。大黄附子汤也是用附子配细辛，也有发热。

厥阴病的解热镇痛药是乌梅，可以用黄连配乌梅，叫连梅汤；川椒配乌梅，叫椒梅汤。对于厥阴病的内伤发热，还有一个老中医的方我觉得很有效——乌梅配红糖，用乌梅一味药加红糖熬汤，其实就是乌梅加了红糖而已，红糖有补性，乌梅配红糖能治厥阴病的内伤发热。吴鞠通化裁出了连梅汤、椒梅汤，偏热的用连梅汤，偏寒的用椒梅汤。厥阴病寒热错杂，用乌梅丸。

十一、小结

太阳经抑制免疫的特异性药物是荆芥、防风、苍耳子、麻黄。防风是双向调节药物。荆芥有特殊的作用，治疗Ⅲ型变态反应——血管炎。连翘能保持血管的稳定性。苍耳子有通督的作用，治疗强直性脊柱炎。麻黄中的麻黄碱具有拟肾上腺素作用。大家如果不清楚麻黄有什么毒副作用，去看西医《药理学》，西医《药理学》写着肾上腺素有什么毒副反应，麻黄就有什么毒副反应。它只不过比西医的肾上腺素作用要弱，相对安全一些。

伞形科的药物往往都有抗炎的作用。当归是伞形科入血分的抗炎药，柴胡是入气分的抗炎药，羌活、独活、防风、白芷、藁本也能抗炎、追风除湿。防风是双向调节，白芷能治疗前额疼痛，羌活治疗上肢的风湿痹痛，独活治疗下肢的风湿痹痛，藁本治疗巅顶痛。这些药都能增强光敏，治疗白癜风可以选它们，但是叮嘱患者吃了药不要去暴晒，否则患者的皮肤会更敏感，容易晒伤。

虽然羌活、独活的镇痛作用强，抗炎作用强，但是免疫抑制作用不强。所以抑制免疫要选防风；如果关节痛得很明显，就选羌活、独活。

少阳经抑制免疫的药物有白芍、柴胡、郁金、徐长卿、五味子、黄芩、威灵仙、青蒿、秦艽。我们分析了各个药物的区别，特别提出莪术，因为莪术在肿瘤科经常用到，但是一定要记住莪术破气，它能抑制免疫。所以在使用莪术这类药物的时候，一定要学张锡纯的十全真育汤用黄芪配莪术，他的思路就比较完善。少阳经抑制免疫的药物可以用来治疗感冒，明明是个太阳证，如果是很轻的感冒，用小柴胡汤也会有效。

阳明经用来调节免疫的药物，我们主要讲了葛根、白花蛇舌草的双向调节，大黄有免疫抑制作用。大黄不仅抑制免疫，还能促进大便的排出。如果是过敏性疾病兼有便秘的，一定要把大便搞通。知母有调节皮质激素分泌节律的作用。少阳经的秦艽也能调节激素的分泌节律。

我们在太阴病主要讲了甘草、大枣、苍术、苦参。特别要指出来的是过敏性疾病常表现为渗出，中医把渗出叫作湿，渗出明显用苍术、苦参，土茯苓是对症的药物。这是第一。第二，中医治疗自身免疫病、过敏性疾病的激素类药物就是甘草，因为甘草里的甘草酸和人体的皮质激素结构相似，它们具有相似的结构，也具有相似的药理，但甘草是植物激素，比人的皮质激素作用要弱，使用时就要用大剂量的甘草。人参增强免疫，黄芪具有双向调节作用。

少阴经免疫调节药物中，针对寒证的是细辛、附子、豨莶草、肉桂；针对血虚的是当归、首乌、鸡血藤、丹参；针对热证的是知母、丹皮、生地；用来补肾填精的是熟地、山茱萸、冬虫夏草、紫河车。这些都是特异性地作用于免疫系统的药物。少阴经还有两个镇静的药物是酸枣仁和夜交藤，过敏性疾病也可以选用。当归是养血抗炎药物。很多方选当归都有其内在规律。大家一定要搞清这些问题：四妙勇安汤、当归四逆汤、升麻鳖甲汤为什么选当归不选川芎？比如，大家要弄清楚桃仁、红花的区别。虽然两个药有协同作用，用在一起疗效会增加，但是桃仁、红花有很大的区别。千金苇茎汤为什么选桃仁、不选红花？两个药物都能活血，但桃仁能止咳，含有苦杏仁苷，红花没有这个作用。

厥阴病调节免疫的药物有乌梅、蝉蜕、全蝎、蜈蚣、僵蚕。以咳嗽为表现的哮喘是变异性哮喘，但是它有一个特点：患者感觉到呛咳，止不住地咳嗽，也没有太多痰。它是气道收缩，表现为阵发性咳嗽，脸都咳红了，收不住地咳嗽，这是哮喘。这种咳嗽要用僵蚕、全蝎、蜈蚣这些药去解痉，而杏仁之类的药物无效。

防风、白花蛇舌草、附子、黄芪都具有双向调节作用。大家注意四神煎中黄芪的用量。大家还要记住治疗Ⅲ型变态反应有哪些药物可以选，以及免疫增强的药物在免疫功能低下的时候该怎样用。提高免疫的三个典型的方是玉屏风散、桂枝汤、薯蓣丸。松节是一个增强免疫的特异性药物。我们在最后还讲了六经中每条经的解热镇痛药是什么。

第十一节　中体西用

我们用西医来解中医，用药理来解中药。我们讲了附子的十六种用法、芍药的十八种用法，大家一定要清楚这么做的出发点是什么。我们希望大家可以中学为体，西学为用，希望大家用中医把西医给吃进去，把西医的理论融通到中医理论中去，能够更简单直观、更好地去理解中医的理论，更好地去指导临床，而不是要把中医西化。或者换一个不是很恰当的词，我们是要把西医中化，把西医的理论融通到中医中去，目的是以中学为体，消化吸收西医，不是要把中医变成西医。

比如我们讲完解热法以后，大家就对"三阳"和"三阴"的处方配伍规律，有了更深刻的认识，但并不是要大家用西医解热镇痛药的理论去指导中医。我们还讲了中医解热法与西医相比有什么优点，指出了西医在这方面的研究不深刻不细致，或者说缺少更完善的方法。我们对中药做过很多研究，甚至可以知道一些中药的分子靶点，知道这个中药开下去作用在哪个基因，影响哪条信号通路。但是这些研究并不是要用基因、用信号通路来指导中医临床。比如芍药，通过研究它的作用基因、信号通路，是为了说明中医的一些更深刻的问题。

再比如，讲白术法时我们讲过为什么茵陈五苓散证一定要脉缓，对此我们做过研究。我们做研究的目的是来佐证、梳理中医的理论。首先是佐证，其次是梳理，第三是解释说明有分歧的中医理论，寻找分歧产生的原因及解决办法，第四是去发展中医的理论，总的原则是中学为体、西学为用。以后我们讲中西汇通的时候，要讲我们过去二十年的研究。大家听完我们完整的中医研究，再来看中医理论，会有新的体会。

我们说桂枝证通常是缓脉，因为桂枝能增加心率，所以桂枝汤证就是脉浮缓。但是，桂枝也可以治疗数脉，比如桂枝甘草汤既能治心动过缓，又能治心动过速，这只是特殊情况。茵陈五苓散证就不该见到数脉，如果见了数脉，中医讲是化热，西医说是合并细菌与真菌感染。我们对此做了很多研究，可以很清楚地给大家讲具体依据——做了多少例患者、怎么做的研究、怎么得出科学的结论等。

我说了这么多其实就一条：中学为体、西学为用，用中医去消化吸收西医。中医做了很多研究，最后都被西医的体吸纳进去了，研究到后来都不是中药，都成西药了，如三氧化二砷。植物类化疗药好多都是中药，最后研究成了西医的化疗药。既然西医能吸收中医的东西，为什么中医不能吸收西医呢？大家想一想，我们能不能用中医吸收西医的知识，纳入我们的学术体系。虽然我们做的不完善，但是我们在努力，在努力搭建这样一个学术体系。

既然我们是开拓者，那就可能是不完善的，但是我们要走出一条路来。一个之前学西医的研究生半夜给我发短信，说："老师，我们都很迷茫，不知道路在何方。"我就回答她一条："没有路，走出来，就是路。"哪里有什么路？很多研究都是开拓性的，走出来，就是路。我们今后要讲中西医汇通，就是想走出一条路来，真正做到中学为体、西学为用，把西医的知识消化、吸收到中医的理论体系之中。

致　谢

文字听打（排名不分先后）

李向林　王梦宇　魏红霞　马陆丰　李明星　夏艳华　晏　闯
窦　勇　黄栋晓　李　晶　傅发根　杨凤珍　吴燕飞　刘红枝
赵晓丽　杜　岩　林鼎峰

出版校对

李　晶　谭贵贤　彭鸳婵　常艳卿　董桂茜　文　钦　王轩菁
莫清莲　阮清水　林鼎峰

封面设计

王艺晓

全书统筹

王轩菁　张艳娟

彩 图

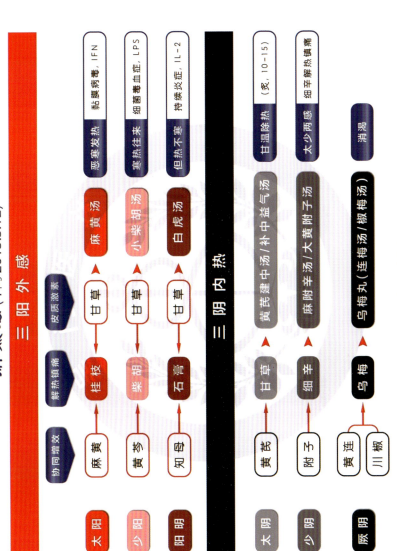

彩图1 解热法

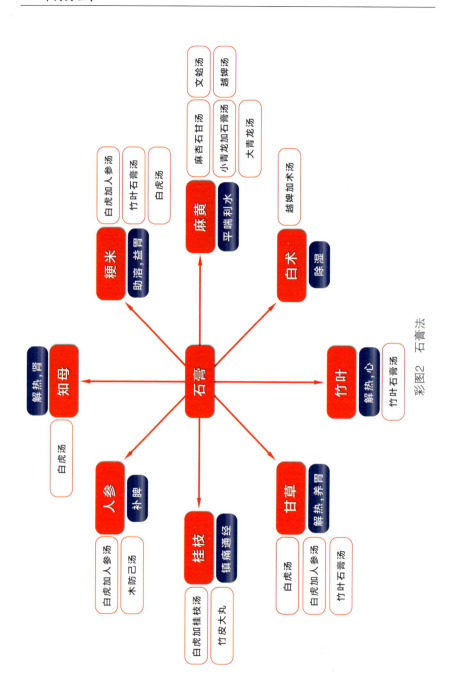

彩图2　石膏法

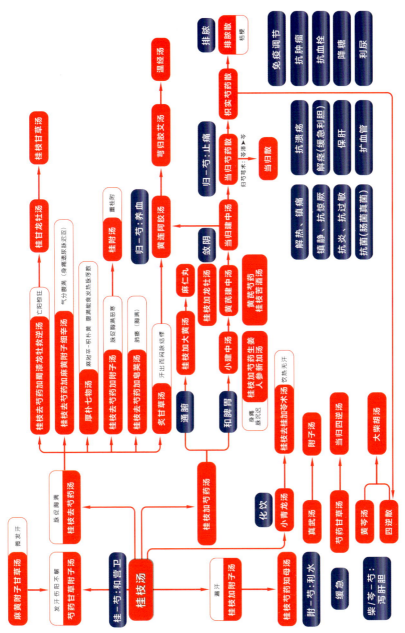

彩图3 芍药法

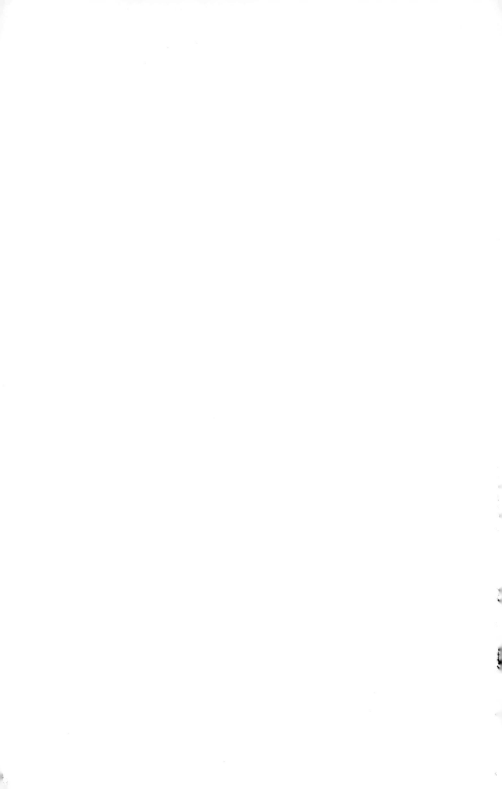